Peter Herschbach (Hg.)

Die Seele stärken

Peter Herschbach (Hg.)

Die Seele stärken

Wie Psychotherapie bei Krebs helfen kann

Patmos Verlag

VERLAGSGRUPPE PATMOS

PATMOS
ESCHBACH
GRÜNEWALD
THORBECKE
SCHWABEN

Die Verlagsgruppe
mit Sinn für das Leben

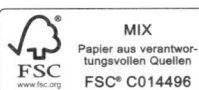

Für die Schwabenverlag AG ist Nachhaltigkeit ein wichtiger Maßstab ihres Handelns.
Wir achten daher auf den Einsatz umweltschonender Ressourcen und Materialien.
Dieses Buch wurde auf FSC®-zertifiziertem Papier gedruckt. FSC (Forest Stewardship
Council®) ist eine nicht staatliche, gemeinnützige Organisation, die sich für eine ökolo-
gische und sozial verantwortliche Nutzung der Wälder unserer Erde einsetzt.

Bibliografische Information der Deutschen Nationalbibliothek
Die Deutsche Nationalbibliothek verzeichnet diese Publikation in der Deutschen
Nationalbibliografie; detaillierte bibliografische Daten sind im Internet über
http://dnb.d-nb.de abrufbar.

Umschlaggestaltung: Finken & Bumiller, Stuttgart
Umschlagabbildung: simonsdog/photocase.com
Druck: GGP Media GmbH, Pößneck
Hergestellt in Deutschland
ISBN 978-3-8436-0383-6 (Print)
ISBN 978-3-8436-0405-5 (eBook)

Inhalt

Krebs und das soziale Umfeld

Wichtiger Hinweis
Die in diesem Buch enthaltenen Informationen und Ratschläge
wurden sorgfältig geprüft. Verlag und Autoren sind jedoch nicht
haftbar zu machen für Irrtümer oder für negative Folgen, die sich
aus der Anwendung der dargestellten Informationen oder Ratschläge
ergeben. Sämtliche Übungen oder Unterstützungsmaßnahmen werden von Leserinnnen und Lesern auf eigene Verantwortung durchgeführt.

Einführung

Liebe Patientin,
lieber Patient,
liebe Angehörige,

dies ist ein Buch, das Krebspatienten[1] und ihren Angehörigen helfen soll, mit ihrer schwierigen Situation besser zurechtzukommen. Vielleicht sind Sie, liebe Leserin, lieber Leser, gerade selbst mit der Krebsdiagnose konfrontiert worden, oder Sie sind mitten in der medizinischen Behandlung, oder schon in der Nachsorge …? Vielleicht haben Sie einen Partner, Verwandten, Freund, der gerade im Krankenhaus eine Chemotherapie bekommt oder der vor einer Operation steht?

Krebs ist eine komplizierte Erkrankung, die durch fehlerhaft programmierte Körperzellen entsteht, die sich unentwegt teilen und neues Gewebe bilden. Dadurch kann gesundes Gewebe im Körper beeinträchtigt werden, was wiederum Beschwerden hervorrufen kann.

Es gibt mehr als 200 verschiedene Krebsarten; fast jeder Teil des Körpers kann betroffen sein. Jedes Jahr erkranken in Deutschland mehr als 480.000 Menschen an Krebs. Diese Zahl wird vermutlich in Zukunft steigen, weil die Menschen älter werden – Krebserkrankungen nehmen mit dem Alter zu – und weil durch Vorsorgeuntersuchungen immer mehr Krebserkrankungen bereits frühzeitig entdeckt werden.

Weil die Krebserkrankungen so vielfältig und kompliziert sind, ist die Therapie auch oft kompliziert und langwierig. Die Krebstherapie ist – natürlich in Abhängigkeit von der Krebsart und dem Erkrankungsstadium – in der Regel eine Kombination aus Operation, Bestrahlung oder Chemotherapie. Eine gute Behandlung wird heute immer in Zusammenarbeit mehrerer medizinischer Fachgebiete (unter anderem Innere Medizin, Chirurgie, Strahlentherapie, Pathologie) organisiert. Die wirksamen Therapieverfahren ziehen in der Regel Nebenwirkungen nach sich, die aber individuell sehr unterschiedlich sein können.

Durch Fortschritte in der Forschung hat sich die Krebstherapie in den letzten Jahren deutlich weiterentwickelt; sie wird immer individueller geplant und kann je nach Tumorart erstaunliche Erfolge vorweisen. Heute kann insgesamt circa die Hälfte aller Krebserkrankungen geheilt werden.

Die Qualität der medizinischen Behandlung und damit die Erfolgsaussichten hängen davon ab, dass die sogenannten Leitlinien der Behandlung eingehalten werden. Leitlinien sind Behandlungsempfehlungen, die immer auf dem aktuellen Stand der relevanten Forschungserkenntnisse sind.[2] Diejenigen Krankenhäuser, die diese Leitlinien am häufigsten einhalten, sind die genannten Krebszentren. Dies sind Kliniken, die überprüft und zertifiziert werden. Eine Liste der zertifizierten Krebszentren finden Sie auf der Internetseite der deutschen Krebsgesellschaft.[3]

Die Krebsbehandlung ist natürlich zuerst und vor allem eine medizinische Therapie. Diese Therapie sollte allerdings ergänzt werden durch sogenannte supportive Therapiemaßnahmen. Dies sind Maßnahmen, die die medizinische Therapie erleichtern sollen, zum Beispiel durch Verminderung von Schmerzen und Nebenwirkungen, durch Sozialberatung, durch Sport- und Ernährungsberatung, Naturheilmedizin und Seelsorge. In diesen Zusammenhang gehört auch die Psychoonkologie. Hierzu zählen Gespräche mit Psychoonkologen, um Stress und seelische Belastungen zu reduzieren und die Krankheitsverarbeitung der Patienten und ihrer Angehörigen zu unterstützen.

Dieses Buch wurde von Psychoonkologen geschrieben, die ausnahmslos seit vielen Jahren Erfahrung in der Betreuung von Krebspatienten haben; alle sind Spezialisten in ihrem Arbeitsgebiet. Da sich nicht alle Buchkapitel streng voneinander abgrenzen ließen, sind einzelne Überschneidungen unvermeidbar. Ebenso unterscheiden sich die Schreibstile der Autoren voneinander. Wir hoffen, dass Sie als Leser/Leserin dies eher als Bereicherung denn als Schwäche des Buches ansehen werden.

Wir haben versucht, den etwas komplizierten Bereich der Psychoonkologie so verständlich und konkret wie möglich zu beschreiben und wünschen uns sehr, dass die Lektüre Ihnen in ihrer schwierigen Situation helfen wird.

Nicht wenige Krebspatienten berichten, nachdem sie die Behandlung hinter sich hatten, dass die zurückliegenden Erfahrungen ihr Leben bereichert haben.

Mit den besten Wünschen für Ihre Gesundheit
Peter Herschbach und Mitautoren

Die medizinische Behandlung von Krebs

1. Wie finde ich mich zurecht?

JOACHIM WEIS UND ULRIKE HECKL

Fortschritte in der Behandlung von Krebs

Die Krebsmedizin hat sich in den letzten beiden Jahrzehnten stark verändert. Durch die Fortschritte in der medizinischen Behandlung können Krebspatienten heute erfolgreicher behandelt werden. Es stehen in der Krebsbehandlung nicht nur Operation, Chemotherapie oder Bestrahlung zur Verfügung, sondern eine Vielzahl von verschiedenen auf die biologischen und genetischen Besonderheiten des Tumors ausgerichteten Strategien. Bei vielen Tumorarten haben sich dadurch die Heilungschancen erheblich verbessert oder zumindest kann erreicht werden, dass Patienten auch mit einer Krebserkrankung noch längere Zeit weiterleben können. Zugleich ist die Behandlung differenzierter und komplexer geworden und erstreckt sich in vielen Fällen über längere Zeiträume. Weiterhin werden heute die Behandlungen sofern möglich überwiegend ambulant durchgeführt und der Krankenhausaufenthalt bleibt auf ein Minimum reduziert. Dies bedeutet für Sie als Patient oder Patientin nicht nur eine Konfrontation mit teilweise belastenden oder hochtechnisierten Behandlungen und schwierigen Entscheidungssituationen, sondern auch eine stärkere Abhängigkeit von den behandelnden Ärzten und deren Empfehlungen.

Darüber hinaus haben sich auch die Rahmenbedingungen geändert: Heute wird die Tumorbehandlung überwiegend in zertifizierten Zentren durchgeführt. Dies sind spezialisierte Krankenhäuser, deren Qualität durch externe Überprüfung sichergestellt wird. So gibt es beispielsweise Darmkrebszentren, Brustkrebszentren oder Lungenkrebszentren. Der Vorteil für Sie als Patient oder Patientin ist, dass Sie in diesen Krankenhäusern eine Behandlung nach neuesten Standards und entsprechend den aktuell geltenden wissenschaftlichen Behandlungsleitlinien erwarten dürfen. Dazu gehört auch eine hohe Qualifikation der behandelnden Ärzte. Neben hohen medizinischen Standards werden beispielsweise auch eine psychoonkologische Beratung oder Behandlung angeboten, häufig müssen Sie jedoch aktiv danach fragen. Sie können sich über die Qualität des von Ihnen in Betracht gezogenen Krankenhauses über die jeweilige Internetseite oder auch über die »Weisse Liste«[4] informieren.

Trotz dieser immensen Fortschritte in der Behandlung bleibt ein Krankenhaus für Sie als Patient eine stark hierarchisch aufgebaute und häufig eher unpersönlich wirkende Einrichtung. Durch die Schichtdienste wechseln häufig die Ärzte oder das Pflegepersonal, sodass Sie im Laufe einer Behandlung mit vielen verschiedenen Gesichtern konfrontiert sind. Wartezeiten, Terminverzögerungen oder mangelnde Abstimmung gehören häufig zur Tagesordnung. Daher haben manche Patienten im Behandlungsalltag des Krankenhauses immer wieder den Eindruck, in einem entmenschlichten Massenbetrieb zu sein.

Gerade vor diesem Hintergrund kommt der Arzt-Patienten-Beziehung eine immer wichtigere Rolle zu, da sie die Basis für eine zufriedenstellende und erfolgreiche Behandlung ist.

Sie haben als Patient ein Recht auf Informationen und auf eine uneingeschränkte Aufklärung. Ebenso dürfen Sie eine auf Sie und Ihre Bedürfnisse ausgerichtete Behandlung erwarten; dies wird inzwischen auch für die Ärzte als eine verbindliche Handlungsanweisung angesehen. Auch die Arbeitsgruppe zur Patientenorientierung des Nationalen Krebsplanes der Bundesregierung macht dazu Vorgaben (siehe nächsten Abschnitt).

Auch weil Informationen heute insbesondere durch das Internet viel leichter verfügbar sind als früher, hat sich Ihre Rolle als Patient und Ihre Beziehung zu Ihrem Arzt verändert. Er ist nicht mehr der alleinige Experte, sondern auch gefordert, auf Ihre Bedürfnisse und Anliegen einzugehen. Insgesamt wollen immer mehr Patienten mitentscheiden, welche therapeutischen Maßnahmen zum Zuge kommen sollen.

Der Patient steht im Mittelpunkt: Patientenorientierung in der Onkologie

Die medizinischen Experten in der Politik haben das auch erkannt und versuchen dem zunehmend mehr Rechnung zu tragen. So wurde im Rahmen des Nationalen Krebsplanes der Bundesregierung, in dem Bestandsaufnahmen und Maßnahmen für die weitere Entwicklung der onkologischen Versorgung von Krebspatienten erstellt wurden, eine eigene Arbeitsgruppe zum Thema Patientenorientierung ins Leben gerufen, die vier Ziele zur Verbesserung der Patientenorientierung formuliert hat:

- Verbesserung der Information und Beratung für Sie als Patients
- Verbesserung der kommunikativen Kompetenz (die Fähigkeit, verständlich und einfühlsam mit den Patienten zu sprechen) der in der Onkologie tätigen Berufsgruppen
- Verbesserung der Patientenkompetenz und
- Verbesserung der partizipativen Entscheidungsfindung. Damit ist gemeint, dass den Patienten dabei geholfen werden soll, sich selbst stärker als früher an der Entscheidungsfindung über Therapiemaßnahmen zu beteiligen.

Weitere Informationen finden Sie auf der Internetseite des Bundesministeriums für Gesundheit und können diese auch herunterladen.[5] Weiterhin ist wichtig zu wissen, dass Sie als Patient heute gesetzlich verankerte Rechte haben, die durch das im März 2013 in Kraft getretene Patientenrechtegesetz[6] ausgeweitet worden sind. Ebenso sind Ärzte dazu verpflichtet, die persönlichen Behandlungswünsche und Krankheitsvorstellungen ihrer Patienten zu erfragen, um die Behandlung patientenzentrierter und effektiver gestalten zu können. Den Patientinnen und Patienten müssen die verschiedenen Behandlungsalternativen hinsichtlich Nutzen und Schaden verständlich erläutert werden. Das ist eine Voraussetzung dafür, damit Sie gemeinsam mit Ihrem Arzt über die Behandlung entscheiden können. Trotz dieser Verbesserungen und Fortschritte bestehen immer noch deutliche Defizite in der breiten Umsetzung einer patientenorientierten Behandlung. Daher ist es notwendig, die Patientenorientierung auf allen Ebenen weiterhin zu stärken.

Die Bedeutung von Informationen

Informationen über die Erkrankung und Behandlung sind für Sie als Patient oder als Angehöriger eines Patienten eine wichtige Grundlage zum Verstehen und Bewältigen der Erkrankung. Nur Sie können für sich persönlich bestimmen, was Sie zu welchen Themen wissen oder auf welche Fragen Sie Antworten erhalten wollen. Das kann sich in einem Fall auf die Ursachen, die Vorbeugung oder das persönliche Risiko beziehen, im anderen Fall die Diagnostik und Therapie mit ihren möglichen Nebenwirkungen, den möglichen weiteren Krankheitsverlauf, die Prognose, Rehabilitation oder Nachsorge betreffen. Darüber hinaus können für Sie auch Informationen zu psychosozialen Folgeproblemen, dem Leben mit einer Krebserkrankung, der Krankheitsverarbeitung, rechtlichen und wirtschaftlichen Aspekten sowie Kontaktadressen und Ansprechpartnern von Bedeutung sein.

Solche Informationen sind heute für Sie über Broschüren, das Internet und andere Medien leicht zugänglich; leider ist die Zuverlässigkeit der Quellen für die Patienten insbesondere im Internet oft nur schwer zu beurteilen. Gerade in Bezug auf die Informationssuche über das Internet berichten Patienten häufig von einer Flut an Informationen, die für sie oft nur schwer einzuordnen sind. Sie können auch, je nach Quelle, widersprüchlich sein oder sind nur schlecht auf die persönliche Situation des Patienten zu übertragen.

Die Suche nach Informationen ist für viele Tumorpatienten eine wichtige Strategie, mit der Erkrankung zurechtzukommen. Patienten, die sich über ihre Erkrankung und Behandlungsmöglichkeiten informieren, beteiligen sich im Allgemeinen auch häufiger aktiv an medizinischen Entscheidungen; sie tragen selbst etwas zu ihrer körperlichen und seelischen Stabilität bei. Ein guter Wissensstand verbessert nicht nur das Verständnis für die eigene Situation, er trägt auch zu einem selbstbewussteren Umgang mit den behandelnden Ärzten bei.

Häufig jedoch reichen Informationen alleine nicht aus. Krebspatienten und ihre Angehörigen müssen oft weit reichende Entscheidungen treffen – und dies manchmal in einer emotional stark belastenden Situation. Hier ist je nach Thema eine persönliche Beratung durch einen Arzt oder Psychoonkologen empfehlenswert. Die Beratung kann helfen, die vorliegenden Informationen einzuordnen und auf Ihre persönliche Situation zu beziehen. Sie als Patient und Ihre Angehörigen sind in besonderer Weise auf zuverlässige und gut zugängliche Informations- und Beratungsangebote angewiesen. Neben den professionellen medizinischen und psychoonkologischen Informations- und Beratungsangeboten gibt es auch Unterstützungsmöglichkeiten durch Selbsthilfeorganisationen[7], die hilfreich sein können.

2. Das Gespräch mit dem Arzt

JOACHIM WEIS UND ULRIKE HECKL

Anforderungen an das Arzt-Patienten-Gespräch

Die Sprache ist in der Arzt-Patienten-Beziehung das wichtigste Kommunikationsmedium. Patienten wünschen sich nicht nur einen fachlich kompetenten Arzt, sondern auch einen Arzt, der mit ihnen redet, die medizinischen Dinge verständlich erklären kann und sie in ihren Ängsten, Sorgen und ihrer Unsicherheit versteht. Das vertrauensvolle Gespräch mit dem Arzt ist für Sie als Patient wichtig und erfüllt eine Reihe von Aufgaben: Es sollen dadurch eine hilfreiche Beziehung aufgebaut und alle für Sie wichtigen Informationen vermittelt werden. Ebenso erwarten Sie wahrscheinlich von Ihrem Arzt, dass er mit Ihren Gefühlen der Besorgnis, Angst oder Unsicherheit umgehen kann. Sie wollen dabei auch in Ihrer Würde, Selbstbestimmung und Handlungsfähigkeit gestärkt und unterstützt werden. Damit dies gelingen kann, bedarf es nicht nur bestimmter Rahmenbedingungen wie einer ungestörten Umgebung sowie einer angenehmen Atmosphäre, sondern es sind auch Fähigkeiten auf Seiten des Arztes, aber auch auf Seiten des Patienten – zum Beispiel der Mut, dem Arzt seine Wünsche mitzuteilen – erforderlich.

Ärzte müssen heute über bestimmte Fähigkeit zur patientenzentrierten Gesprächsführung verfügen, die in der Ausbildung, Fort- und Weiterbildung vermittelt werden. Leider wird dies immer noch nicht von allen Ärzten in dem erforderlichen Maß umgesetzt.

Schwierigkeiten in der Arzt-Patienten-Kommunikation

Die Gespräche zwischen Ihnen und Ihrem Arzt können sehr wichtig, aber auch für beide Seiten schwierig sein. Onkologisch tätige Ärzte sind durch die andauernde Begegnung mit Krebspatienten häufig stark belastet. Wenn zum Beispiel nach jahrelanger Therapie ein Patient nicht erfolgreich behandelt oder geheilt werden konnte, kann beim Arzt das Gefühl entstehen, versagt zu haben. Die emotionale Betroffenheit des Arztes kann dazu führen, dass seine Einfühlsamkeit den Patienten gegenüber eingeschränkt ist.

Aber auch Sie als Patient können mit zum Gelingen eines Gesprächs beitragen, indem Sie sich trauen, Fragen zu stellen, wenn Sie etwas nicht verstanden haben. Ebenso können Sie dem Arzt signalisieren, wenn es Ihnen zu viel an Information ist oder Sie Bedenkzeit brauchen.

Da vor allem die Aufklärung über die Diagnose und auch die Entscheidungen über die Behandlung in der Regel schwierige Themen sind, sind die meisten Arztgespräche für Sie als Patient schon im Vorfeld mit Anspannung verbunden. Das ist verständlich und normal. Aufgrund der Anspannung ist oft die Aufmerksamkeit herabgesetzt und Sie können möglicherweise nur einen Teil der Informationen wirklich aufnehmen. Oft erzählen die Patienten hinterher, dass sie vor lauter Aufregung ganz vergessen haben, was sie den Arzt eigentlich noch fragen wollte. Es sei alles so schnell gegangen und im Nachhinein hätten sie sich geärgert.

Darum ist es empfehlenswert, wenn Sie als Patient/Patientin eine Ihnen nahe stehende Person zu dem Gespräch mitnehmen. Vier Ohren hören mehr als zwei. Damit haben Sie und Ihr Partner die Möglichkeit, im Anschluss das Gehörte gemeinsam zu erinnern und zu besprechen und den Arztbesuch nachzubereiten.

Während des Gesprächs ist es wichtig, immer nachzufragen, wenn Ihnen etwas unklar geblieben ist. Das ist Ihr gutes Recht und hilft auch dem Arzt, sich auf Sie einzustellen und zu erfahren, was er eventuell noch deutlicher erklären muss. Sie können auch sagen, wenn Sie mehr Zeit benötigen oder die dargebotene Information noch nicht ganz verarbeiten können.

Darüber hinaus können Ihnen die folgenden Empfehlungen das Gespräch mit Ihrem Arzt erleichtern.

Empfehlungen für das Gespräch mit dem Arzt

- Machen Sie sich mit den möglichen Untersuchungs- oder Behandlungsmethoden, die auf Sie zukommen können, vertraut. Dann fällt es Ihnen leichter, konkrete Fragen zu stellen.
- Notieren Sie sich vorher alle Fragen und nehmen Sie ruhig einen Notizzettel mit.
- Machen Sie sich während Ihres Arzttermins Notizen. Manche Ärzte erklären sich bei einer Nachfrage dazu bereit, dass Sie das Gespräch auf Band aufnehmen können.

- Scheuen Sie sich nicht, sich Fachausdrücke, die Sie nicht verstehen, erklären zu lassen.
- Lassen Sie den Arzt auch wissen, wenn Sie sich emotional zu angespannt fühlen oder vor etwas Angst haben beziehungsweise besorgt sind.
- Stellen Sie alle Fragen, die Sie beschäftigen. Keine Frage ist dumm oder unnötig.
- Vermeiden Sie es, Suggestivfragen zu stellen, wie beispielsweise: »Ich muss doch nicht operiert werden, oder?« Stellen Sie lieber ganz konkrete Fragen wie: »Welche Behandlungsmöglichkeiten bieten sich denn in meiner Situation an?« So bekommen Sie eher die Informationen, die Sie für Ihren Entscheidungsprozess brauchen.
- Wenn es Ihnen schwer fällt, mit dem Arzt zu sprechen oder Sie nicht alles verstehen, was er Ihnen mitteilt, teilen Sie ihm das mit. So haben Sie die Chance, besser miteinander ins Gespräch zu kommen.
- Sind noch Fragen offen geblieben, die Sie nicht loswerden konnten oder sind neue Fragen aufgetaucht, dann machen Sie so bald wie möglich einen neuen Arzttermin aus.

Weiterhin ist es ratsam, dass Sie sich vor einem Arztbesuch gezielt und bewusst entspannen. Sofern Sie in einer Entspannungstechnik, wie Autogenes Training oder Progressive Muskelentspannung nach Jacobson, geübt sind, empfiehlt es sich, diese einzusetzen. Wenn Sie keine Erfahrung mit einer solchen Entspannungstechnik haben, kann es auch sehr hilfreich sein, wenn Sie sich auf ein angenehmes inneres Vorstellungsbild, wie Ihren persönlichen Kraftort oder Lieblingsort, konzentrieren. Mithilfe einer solchen Vorstellungsübung gelingt es Ihnen leichter, aufzutanken und Kraft zu sammeln (siehe dazu auch Kapitel 15).

All dies kann dazu beitragen, dass das Gespräch mit Ihrem Arzt für Sie effektiv und hilfreich wird und dazu beiträgt, dass Sie die richtigen Entscheidungen treffen können.

Eine Krebserkrankung und ihre Behandlung bedeuten für Sie und ihre Angehörigen – trotz vieler Erfolge in der medizinischen Behandlung – immer noch eine starke Belastung. Selbst wenn sich die Onkologie zunehmend bemüht, sich patientengerechter auszurichten und das gemeinsame Gespräch mit dem Arzt mittlerweile als ein wichtiges Therapieelement anerkannt wird, ist in der Behandlungsrealität noch viel zu verbessern. Derzeit wird viel an der weiteren Verbesserung in der Qualifizierung und Umsetzung einer guten Gesprächskompetenz bei den Ärzten und der anderen in der Onkologie tätigen Berufsgruppen gearbeitet. Aber auch Sie als Betroffene können dazu beitragen, in dem Sie Ihre Bedürfnisse besser wahrnehmen und Ihren eigenen Handlungsspielraum erweitern. Die dargestellten Verhaltensempfehlungen sollen dabei helfen, wie Sie im Gespräch mit dem Arzt Einfluss auf den Verlauf nehmen können, sodass das Ergebnis eher Ihren Bedürfnissen entspricht. Hier helfen schon kleine Änderungen, um das Gespräch hilfreicher und effektiver zu gestalten. Dies bedarf vielleicht anfänglich etwas Mut. Bedenken Sie dabei, dass Sie es dadurch auch dem Arzt leichter machen, in dem Sie ihm zum Beispiel mitteilen, was Sie verstanden haben oder wie Sie sich damit fühlen. Nur wenn beide Seiten ihr Verhalten ändern, kann sich die Gesamtsituation verbessern. Der Arzt ist Ihr wichtigster Ansprechpartner, auch für die seelische Bewältigung Ihrer Erkrankung, auf die wir im nächsten Kapitel eingehen werden.

Schwierige Phasen und Belastungssituationen

3. Plötzlich ist alles anders: Der Diagnoseschock

UTE GOERLING

»Es ist, als würde man einen Film anschauen!« So beschreiben viele Betroffene den Moment, als sie die Diagnose Krebs erhalten haben. Diese Nachricht trifft viele völlig unerwartet. Früherkennungsuntersuchungen oder Zufallsbefunde im Rahmen einer anderen Erkrankung oder Behandlung sind Beispiele, bei denen Patienten ohne direkte Symptome plötzlich mit einer bösartigen Diagnose konfrontiert werden. »Ich dachte, das bekommen immer nur die anderen«, ist eine typische Reaktion. Auch Patienten, die schon länger bestimmte Symptome bemerken und vorerst einen Arztbesuch meiden, sind dann schockiert von dieser Nachricht: »So was habe ich mir schon gedacht. Trotzdem will ich es nicht wahrhaben. Vielleicht sind die Ergebnisse nur vertauscht.«

Die Zeit vom Verdacht bis zur tatsächlichen Diagnose kann sich, wenn umfangreiche Untersuchungen nötig sind, lange hinziehen. Für die Betroffenen ist diese Situation oft schwer auszuhalten. »Wir müssen erst alle Befunde abwarten! Wir können jetzt noch gar nichts sagen! Alle Informationen sind momentan rein hypothetisch!« Diese Aussagen, die Patienten oft von ihren Ärzten zu hören bekommen, tragen zur weiteren Verunsicherung bei. Bestätigt sich die Diagnose, erleben Patienten Verzweiflung und Angst. Bis vor kurzem lief alles in geordneten Bahnen, jetzt bricht das Lebenskonstrukt zusammen und viele haben das Gefühl, dass sie die Kontrolle über das weitere Leben verloren haben. Es ist wie ein Sturz aus dem gewohnten Leben. Plötzlich wird die Endlichkeit des Lebens bewusst.

Die oben beschriebenen Beispiele zeigen schon, wie vielfältig die emotionalen Reaktionen auf eine Krebsdiagnose ausfallen können. Hoffnungslosigkeit, Hilflosigkeit, Enttäuschung, Aggression und Ärger stellen sich ein. Man fühlt sich von der Diagnose überrannt, geschockt. Schock bezeichnet in diesem Sinne die Reaktion auf diese akute Belastung. Vielleicht fühlt sich der Patient sogar handlungsunfähig. Man ist nicht mehr in der Lage, einen klaren Gedanken zu fassen, will es nicht wahrhaben, fühlt sich unsicher, verzweifelt, wütend und traurig. Aber auch Phasen der Zuversicht und Hoffnung kommen vor. Insgesamt erleben die meisten Menschen diese Zeit wie ein Wechselbad der Gefühle. So schwer diese ganzen emotionalen Zustände auszuhalten sind, sie sind in diesem Moment normale Reaktionen auf diese außerordentliche Belastung. Gefühlsschwankungen, die man vorher von sich gar nicht kennt, können ein Zeichen dafür sein, dass man versucht, diese Informationen zu verstehen, zu begreifen und einzuordnen.

Auch Angst stellt eine natürliche Reaktion auf die als lebensgefährlich eingeordnete Bedrohung dar. Jeder Mensch reagiert bei Angst anders. Es gibt nicht *die* zu erwartende Reaktion. Stille, Starre und Gelähmtheit können auftreten. Sie sind meistens ein Zeichen von innerer Flucht. Auch das Gefühl, wie betäubt zu sein oder dass alles unwirklich erscheint, gehört in diesen Bereich: »Lass es alles bloß einen Traum sein und lass mich in meinem alten Leben erwachen.«

Eine entgegengesetzte Reaktion kann in Form von Aktionismus und Ablenkung auftreten. Plötzlich wird der Arbeit die meiste Aufmerksamkeit geschenkt und man tut sich schwer, erforderliche medizinische Termine zu vereinbaren.

In dieser Schocksituation werden auch die Arztbesuche für jeden Patienten zu einer noch nicht gekannten Herausforderung. Im Arzt-Patienten-Gespräch haben beide Seiten unterschiedliche Rollen und Ziele. Der Arzt möchte das Ziel und den Ablauf der Behandlung erklären, verbunden mit den Hinweisen zu akuten Nebenwirkungen und langfristigen Spätfolgen. Dem Patienten gehen gleichzeitig Fragen über Fragen durch den Kopf: »Muss ich sterben? Was wird aus meiner Familie? Werde ich meine Arbeit behalten, wenn ich länger ausfalle?«

Diese Reaktionen sind einem Ausnahmezustand angemessen. Auch ist es völlig normal, dass vom Arzt vermittelte Informationen verlorengehen, wenn ein Mensch unter Schock steht. Daher ist es sinnvoll, die Gespräche über die medizinische Versorgung in Begleitung einer Vertrauensperson zu führen (siehe im Kapitel 2: Empfehlungen für das Gespräch mit dem Arzt).

Im Strudel der Gedanken kommen weitere Fragen auf: »Wie sage ich es meinen Kindern? Wie sage ich es meinen Eltern? Wird mein Partner mich verlassen?«

Auch die Familie leidet mit. Das wiederum ist für den Patienten schwer auszuhalten. Die Angehörigen fühlen sich der Situation oft hilflos ausgeliefert. Dann kann es für den Betroffenen hilfreich sein, möglichst klar zu formulieren, welche Unterstützung er sich von seinen Angehörigen wünscht.

Immer wieder tritt die Frage nach der »ganzen Wahrheit«, womit meistens die Heilungschancen oder die sogenannte »Prognose« gemeint sind, auf. Um diese Frage zu stellen, ist ein vertrauensvolles Arzt-Patienten-Verhältnis unabdingbar. Das Internet stellt zwar eine große Vielfalt von ungefilterten Botschaften und Berichten zur Verfügung. Diese können aber auch zur weiteren Verunsicherung beitragen. Auch ausführliche Artikel zu neuesten Methoden in der Krebsbehandlung und Alternativen werden zu Rate gezogen. Nicht zuletzt spielen Vorerfahrungen in der eigenen Familie und im Freundeskreis eine erhebliche Rolle und werden gerne zum Vergleich herangezogen. Dabei ist jeder Krebs anders.

Die Vorstellungen, die Patienten mit der Diagnose Krebs verbinden, sind oft an persönliche Erfahrungen geknüpft. Da gibt es die Tante mit Streukrebs und den Nachbarn, dem es damals während der Bestrahlung immer schlechter ging. Der aktuelle wissenschaftliche Stand zur Krebsbehandlung bleibt dann meist außer Acht. So auch die ermutigende Tatsache, dass etwa die Hälfte aller Patienten mit einer Krebserkrankung heute geheilt werden kann.

Viele Betroffene gehen in der Schocksituation nach der Diagnose sehr unstrukturiert auf die Suche: Es werden möglichst viele Informationen gesammelt. Das Internet bietet zahlreiche Möglichkeiten. Eine Zweit-, Dritt- oder Viertmeinung soll auf der Suche nach der richtigen Therapie helfen. Mit der Fülle an Informationen steigt aber häufig leider auch die Unsicherheit. Der Schock löst oft das Gefühl aus, nicht mehr klar denken zu können. Und das belastet zusätzlich. Die fachlichen Informationen zu verstehen, fällt schwer. Oft spürt man in einer solchen Situation zusätzlich einen Zeitdruck auf sich lasten. Man möchte den Krebs so schnell wie möglich loswerden und nimmt sich daher kaum Zeit zum Nachdenken. Auch der Wunsch, zum Beispiel eine notwendige Operation sofort hinter sich zu bringen, ist nachvollziehbar. Wird dann ein Operationstermin in einer Woche angeboten, ist der Patient häufig enttäuscht und befürchtet, dass das Tumorwachstum in dieser Woche unkontrolliert fortschreitet. Für die Prognose einer Tumorerkrankung sind diese Tage des Wartens jedoch nicht ausschlaggebend. Eine hilfreiche Strategie kann hier das schrittweise Vorgehen sein. Dazu gehört auch das Abwarten und Verschnaufen zwischen den einzelnen Schritten.

Vielleicht haben Sie die Erfahrung gemacht, dass gut gemeinte Ratschläge auf Sie einprasseln, wenn Sie jemandem aus Ihrem Verwandten- oder Bekanntenkreis von Ihrer Krebsdiagnose erzählt haben. Üblich sind Kommentare wie: »Kopf hoch, das wird schon wieder«, oder: »Du musst kämpfen, du darfst dich jetzt bloß nicht hängen lassen«.

Diese Ratschläge sind oft durch die Hilflosigkeit der anderen zu erklären. Sie wollen ja helfen, wissen aber nicht wirklich, wie. Ihre Familienangehörigen und Ihre Freunde leiden mit Ihnen, wollen Ihnen Kraft und Unterstützung anbieten, sind aber sehr unsicher, möchten Sie nicht verletzen, haben nicht selten auch mit eigenen Ängsten zu kämpfen, selbst Krebs bekommen zu können.

Für Sie entsteht aus diesen gut gemeinten Aufmunterungen oder Ratschlägen vielleicht noch zusätzlicher Druck. Dieser Druck wird sowohl von außen als auch von Ihnen selbst erzeugt.

Die Vorstellung, positives Denken oder eine kämpferische Haltung dem Krebs gegenüber könne den Krankheitsverlauf günstig beeinflussen, ist sehr verbreitet, teilweise auch unter Fachleuten. Hierzu liegen auch Forschungsarbeiten vor, die diese Annahmen aber nicht wirklich bestätigen konnten. Was sich allerdings als wichtig herausgestellt hat, ist die sogenannte *Compliance* oder *Adhärenz*. Damit ist gemeint, dass der Patient den Behandlungsempfehlungen des behandelnden Arztes genau folgt, die verschriebenen Medikamente beispielsweise genau in der verschriebenen Dosierung und Zeitdauer einnimmt, wie vom Arzt verordnet (was übrigens in der Realität häufig nicht passiert). Voraussetzung für die *Compliance* ist natürlich, dass der Patient gut informiert wurde und vom therapeutischen Vorgehen auch überzeugt ist. Hier ist natürlich ein gewisser Zusammenhang zwischen einer eigenen aktiven Haltung und Behandlungsbeteiligung und dem Behandlungserfolg vorhanden (siehe auch hierzu die Ausführungen in Kapitel 1).

Einfach zum positiven Denken oder Kämpfen aufzufordern, kann hingegen eher zusätzlichen Stress auslösen. Letztlich braucht diese erste Schockphase auch einfach Zeit, um überwunden zu werden. Nicht selten vergehen drei Wochen, bevor der Patient sich innerlich auf die neue Situation einstellen und gefühlsmäßig stabilisieren konnte. Diese Zeit sollten Sie sich auch geben, wenn Sie gerade in einer solchen Situation sind.

4. Warum gerade ich?

UTE GOERLING

»Was habe ich falsch gemacht? Habe ich nicht richtig gelebt?« Diese und andere Fragen tauchen unweigerlich im Zusammenhang mit der Mitteilung der Diagnose Krebs auf. In Studien hat sich herausgestellt, dass sich zu Beginn einer Krebserkrankung jeder vierte diese Frage stellt, im späteren Verlauf der Behandlung beschäftigt sich sogar jeder zweite mit dieser Ungewissheit. Die Suche nach Ursachen, Zusammenhängen und Erklärungen sind charakteristisch für menschliches Denken. Können Erklärungen für bestimmte Erscheinungen gegeben werden, kann das erleichternd und hilfreich sein. Für Krebserkrankungen ist das nur eingeschränkt möglich.

»Meine Großmutter hatte Streukrebs! Ich habe nie über meine Probleme gesprochen. Der Kloß im Hals ist zu Krebs geworden.« Diese und andere Arten von Erklärungen und Vorstellungen werden von den Patienten genannt. Sie speisen sich aus persönlichen Gesprächen und öffentlichen Diskussionen über Entstehungstheorien zu Krebserkrankungen. Um kaum eine andere Erkrankung weben sich so viele Mythen, Gerüchte und Phantasievorstellungen.

Ein Blick in die Geschichte

Schon frühzeitig konzentrierten sich Forschungsfragen auf den Zusammenhang von Psyche und Krebs. So beschäftigte sich der griechische Arzt Galenos von Pergamon (129 bis 216) mit der Ursache von Krankheiten im Allgemeinen. Dabei stützte er sich auf die Viersäfte-Lehre und postulierte, dass ein Ungleichgewicht der Säfte zu einer Krankheit führt. Lange vor ihm vermutete Hippokrates (460 bis 377 v. Chr.) einen Zusammenhang zwischen melancholischem Gemüt und der Entstehung von Krebs.

Die Frage nach bestimmten Persönlichkeitszügen, die Vorhersagen über das Auftreten einer Krebserkrankung machen können, ist auch heute immer wieder Gegenstand wissenschaftlicher Untersuchungen. So findet man den Begriff der »Krebspersönlichkeit« oder »Typus Carcinomatosus (Typ C)« auch in der Literatur.

Als Folge von Beobachtungen wurden immer wieder bestimmte Persönlichkeitszüge und -eigenschaften mit dem Auftreten einer Krebserkrankung in Verbindung gebracht. So galten Selbstaufopferung und Angepasstheit sowie mangelndes Selbstbewusstsein als typische Merkmale für einen Menschen, der eine Krebserkrankung bekommen kann. Auch Depressivität wird immer wieder als Krebsauslöser angegeben. Rückblickende Studien zu dieser Fragestellung können jedoch nur Aufschluss über die Folgen der Krebserkrankung geben. Ursachen von Krebserkrankungen sind sehr komplex. Die wissenschaftliche Forschung bestätigt die Annahme bestimmter krebsfördernder Persönlichkeitseigenschaften nicht; mit anderen Worten: Es gibt keine Krebspersönlichkeit!

Zur Einordnung von Studien

In der Regenbogenpresse werden häufig Ergebnisse angeblich wissenschaftlicher Studien zitiert. Um Ergebnisse von wissenschaftlichen Studien zur Fragestellung nach der Ursache von Krebserkrankungen einordnen zu können, ist ein hohes methodisches Verständnis erforderlich. Wie wurde die Studie geplant? Unter welchen Bedingungen sind die Untersuchungen durchgeführt worden? Wer sind die Studienteilnehmer? Ist die Stichprobe repräsentativ? Handelt es sich um klinische Interviews oder wurden Fragebögen eingesetzt? Diese Liste kann endlos fortgeführt werden. Studien unter gleichen Bedingungen können zu entgegengesetzten Aussagen kommen. Welche kann man nun verallgemeinern? Wurden Interaktionen zwischen psychosozialen und biologischen Größen beachtet? In der Regel wird ein Laie – also jemand, der nicht wissenschaftlich geschult ist – den Wert einer Studie nicht ohne Beratung einordnen können.

Kann Stress Krebs verursachen?

Trotzdem tritt die Frage nach der eigenen Schuld an der Erkrankung immer wieder auf. Und diese Schuldfrage stellt eine weitere Belastung dar und kann regelrecht quälend werden. Als Alltagstheorie wird immer wieder verbreitet, dass ein bestimmter Lebenswandel oder kritische Lebensereignisse, wie der Verlust des Partners, Ursache für eine Krebserkrankung sind. Insbesondere wird Stress immer wieder in Zusammenhang mit Krebs gebracht: »Ich habe immer nur an die anderen gedacht. Bei dem Stress musste es ja so kommen!«

Durch eine Fülle von zu bewältigenden Aufgaben und dem Gefühl, den Anforderungen, egal ob im privaten oder beruflichen Kontext, nicht gerecht zu werden, fühlen sich viele Menschen überfordert, »gestresst«. Hinzu kommen oft fehlende Wertschätzungen für geleisteten Einsatz und Arbeit. Umgangssprachlich wird das Wort »Stress« mit diesen Situationen in Verbindung gebracht. Hier wird also eher von der Belastung im Sinne einer Überforderung gesprochen. Wissenschaftlich gesehen bezeichnet Stress die durch äußere Reize verursachten physischen und psychischen Reaktionen. Wie die Reaktion auf Stress ausfällt, ist bei jedem Menschen unterschiedlich und kann auch bei einem einzelnen Menschen von Zeit zu Zeit variieren. Hier spielen verschieden Aspekte wie Vorerfahrungen eine Rolle. Entscheidend ist, wie die Situation bewertet wird und welche Möglichkeiten der Bewältigung jedem persönlich gegeben sind. So kann eine Aufgabe als zu bewältigen und als eine Herausforderung bewertet werden. In dem Fall spricht man von *Eustress* – dem sogenannten positiven, antreibenden Stress. Im ungünstigeren Fall kann die Aufgabe auch als Überforderung und als nicht zu bewältigen bewertet werden, und es wird von *Distress* gesprochen. Distress kann wiederum zu ungesunder Lebensweise führen. So nutzen »gestresste« Menschen gerne das Rauchen zum Stressabbau. Auch Alkohol wird gerne zur Entspannung getrunken. Wichtige Dinge wie regelmäßiges Essen, Ausgleich durch Bewegung oder Entspannungspausen werden in stressigen Zeiten oft vernachlässigt. Demnach kann man also sagen, dass Stress durchaus zu einer ungesunden Lebensweise führen kann. Aber daraus lässt sich nicht ableiten, dass Stress einen unmittelbaren und direkten Auslöser einer Krebserkrankung darstellt. Das ist ein Irrglaube, der immer wieder verbreitet wird. Auch die sogenannte Psychoneuroimmunologie, also die moderne Forschung, die Zusammenhänge zwischen den psychischen, neurologischen und immunologischen Faktoren untersucht, konnte nicht bestätigen, dass Stress zu Krebs führt.

Von der ersten Krebszelle bis hin zu einem diagnostizierbaren Tumor können je nach Krebsart viele Jahre vergehen. Deshalb ist es im Nachhinein nicht feststellbar, wann denn der seelische Einfluss auf die Krebsentstehung begonnen haben sollte.

Die Frage nach der Ursache von Krebserkrankungen kann belastend, aber auch hilfreich sein. Die gesund lebende Yogalehrerin, die keine Erklärungen für das Auftreten der Krebserkrankung findet, sucht vielleicht die Schuld bei sich selbst oder in ihrer Umgebung. Obwohl es dort gar keine Schuld gibt. In diesem Fall kann ein ständiges Nachdenken über die »Schuldfrage« eine zusätzliche Belastung darstellen.

Dahingegen kann ein durchterminierter Manager, bei dem eine Krebserkrankung diagnostiziert wurde, durch die Frage nach der Schuld durchaus positive Änderungen für seinen weiteren Lebensstil in die Wege leiten, zum Beispiel, indem er sich gesünder ernährt, mehr Sport treibt oder mehr Ausgewogenheit zwischen Arbeit und Freizeit herstellt.

Insgesamt wissen wir heute, dass genetische Faktoren eine Rolle bei der Krebsentstehung spielen, aber auch Umweltfaktoren und die Lebensführung, wie ungesunde Ernährung, Sonnenexposition oder Rauchen. Trotzdem ist es im Einzelfall in der Regel kaum möglich, die Ursache der Krebserkrankung eindeutig festzustellen. Mit dieser Unsicherheit zu leben, ist eine der Anforderungen, die betroffene Patienten bewältigen müssen.

5. Welche schwierigen Phasen und Belastungssituationen gibt es?

PETER HERSCHBACH

Wenn wir in diesem Kapitel über die Belastungen, die eine Krebsbehandlung mit sich bringen kann, schreiben, dann wollen wir Ihnen natürlich keine Angst machen. Vielmehr soll es darum gehen, einen ungeschminkten Eindruck davon zu vermitteln, was es bedeutet, sich wegen Krebs in Behandlung zu begeben. Das soll es Ihnen erleichtern, sich, wenn nötig, vorzubereiten, die eigenen Gefühle einzuordnen (was ist normal, was scheint übertrieben?), unberechtigte Sorgen zu zerstreuen und Hilfe zu suchen, wenn Sie sie brauchen.

Die Menschen unterscheiden sich ausgesprochen stark voneinander, wenn es um das Belastungserleben und die Krankheitsbewältigung geht. Trotzdem hängen viele der Herausforderungen, die ein Krebspatient zu bewältigen hat, direkt oder indirekt mit den verschiedenen Erkrankungs- und Behandlungsphasen zusammen. Die Behandlung dauert oft viele Monate und erfordert immer wieder Kraft und Durchhaltevermögen vom Patienten. Die wichtigsten Phasen werden im Folgenden beschrieben. Im zweiten Teil des Buches werden wir dann darauf eingehen, wie Sie sich entweder selbst helfen können oder wie beziehungsweise wo Sie Unterstützung finden können, wenn Sie oder Ihre Angehörigen mit einzelnen dieser Belastungen konfrontiert werden sollten.

Die Phase der Diagnosefindung

Da nur relativ wenige Krebsdiagnosen Überraschungsbefunde sind, beginnt die Behandlung meist mit einer längeren Phase von diagnostischen Untersuchungen. Bis wirklich feststeht, dass die geschilderten Beschwerden von einer Krebserkrankung kommen, haben die Patienten meist verschiedene Ärzte aufgesucht und eine Vielzahl von Untersuchungen durchführen lassen. Die Ärzte haben Verdachtsbefunde zusammengestellt, so lange, bis sicher war, dass es sich um Krebs handelt und nicht um eine andere Erkrankung. Diese Zeit ist von Angst, Verunsicherung, Nervosität, vielleicht auch von Schlafstörungen und Stimmungsschwankungen geprägt. Oft ist der Patient aber auch durch so viele Untersuchungstermine eingespannt, dass er kaum dazu kommt, nachzudenken und sich auf die Situation einzustellen.

Nicht selten ist man sogar erleichtert, wenn endlich feststeht, dass es sich um Krebs handelt und die Unsicherheit vorbei ist. In einer solchen Situation ist jedem Patienten zu wünschen, dass er nicht alleine ist und Angehörige oder Freunde hat, die ihn begleiten, mit denen er offen sprechen kann. Außerdem ist es wichtig, dass er einen Arzt hat, der ihm die Diagnose auf verständliche und einfühlsame Weise erklärt, und dass der Arzt dem Patienten auch an den Folgetagen Gelegenheit gibt, Fragen zu stellen. Nur die wenigsten Patienten können gleich nach dem ersten Gespräch alle Informationen verstehen und verarbeiten. Obwohl in dieser akuten Situation der Arzt und die Angehörigen die wichtigsten Partner des Patienten sind, kann auch jetzt ein Psychoonkologe hinzugezogen werden; im Krankenhaus können Sie Ihren Arzt danach fragen. Es kann hilfreich sein, im Gespräch mit dem Psychoonkologen die eigenen Gefühle zu »sortieren« und auch noch einmal zu bilanzieren, was Sie verstanden haben und wo doch noch Fragen offen geblieben sind.

Häufig erklärt der Arzt dem Patienten auch schon jetzt, welche Behandlungsmöglichkeiten bestehen, und nicht selten erwartet er von ihm, dass er mitentscheidet, was getan werden soll (die Experten nennen das »partizipative Entscheidungsfindung« oder »shared decision making«). Der sogenannte mündige Patient ist gut informiert und entscheidet gemeinsam mit dem Arzt, wie die Behandlung konzipiert werden soll. Dieses moderne Arzt-Patient-Verhältnis setzt natürlich voraus, dass der Patient mitentscheiden will und dass der Arzt ihn so gut informiert, dass er sich in der Lage fühlt, die Verantwortung für die Behandlungsentscheidung mitzutragen.

Es kann nun sein, dass der Patient trotz Information der Sicht des Arztes nicht völlig vertraut. Möglicherweise hat er sich im Internet informiert und ist nun verunsichert. In diesem Falle ist es sein gutes Recht, eine sogenannte Zweitmeinung einzuholen. Er kann sich mit den bisherigen Untersuchungsbefunden an einen weiteren Arzt (aus einer anderen Klinik, in einer anderen Stadt) wenden und ihn um einen Behandlungsvorschlag bitten. Im besten Falle decken sich die Konzepte beziehungsweise die Behandlungsvorschläge beider Ärzte. Das Einholen einer Zweitmeinung wird im Allgemeinen von den Krankenkassen finanziert. Der Arzt wird dem Patienten das Einholen einer Zweitmeinung nicht übel nehmen. Er sieht es nicht als

Misstrauensbeweis an und ist nicht gekränkt. Diese erste Phase der Diagnosefindung, -mitteilung und Behandlungsplanung gehört sicher zu den besonders belastenden für den Patienten.

Die Phase der Primärbehandlung

Die eigentliche medizinische Behandlung kann in der modernen Krebsmedizin aus einer Kombination unterschiedlicher Verfahren bestehen – nicht selten über längere Zeiträume hinweg. Oft werden die Operation, die Chemotherapie und die Bestrahlung kombiniert, wobei die Reihenfolge der Verfahren unterschiedlich sein kann. So wird der Tumor manchmal zuerst mit Chemotherapie behandelt und erst danach operiert – nicht umgekehrt, wie man meinen könnte. Der Grund ist, dass die Krebsgeschwulst oft leichter operativ zu entfernen ist, wenn sie kleiner geworden ist.

In der akuten Behandlungsphase (»Primärtherapie«) fürchten die Patienten häufig besonders die Nebenwirkungen der Therapie. Sie haben vielleicht Erfahrungsberichte von anderen Patienten oder aus der Verwandtschaft gehört und übertragen diese nun auf die eigene aktuelle Situation. Dies führt oft zu völlig übertriebenen Befürchtungen.

Ein Beispiel ist die Chemotherapie, die früher häufig mit starken Nebenwirkungen wie Übelkeit, Erbrechen, Haarausfall oder Schmerzen an der Mundschleimhaut verbunden war. Manchmal haben die Patienten schon beim Gedanken an die Therapie oder beim Geruch von Krankenhausfluren Übelkeit empfunden (»antizipatorische Übelkeit«). Moderne Chemotherapien sind in der Regel nicht mehr so »radikal«; außerdem gibt es heute viele sehr wirksame Medikamente gegen die Übelkeit und das Erbrechen (»Anti-Emese«). Für viele weibliche Patienten ist allerdings der Haarausfall als Folge der Chemotherapie nach wie vor eine große Belastung, etwas, was große Angst und auch Schamgefühle auslösen kann. Die eigene Weiblichkeit scheint in Frage gestellt, der Partner könnte unangenehm berührt sein. Vor allem aber würde man in der Öffentlichkeit erkennen: Dies ist eine Krebspatientin. Möglicherweise könnten die Kinder in der Schule gefragt werden: »Warum hat denn deine Mutter eine Glatze?«

Betroffene Frauen gehen sehr unterschiedlich mit diesem Problem um. Manche probieren Kopftücher und Perücken aus und kommen gut damit zurecht. Andere zeigen sich selbstbewusst öffentlich ohne Haare. Hier wird jede Frau ihren eigenen Weg finden. In jedem Falle kann Beratung, auch die Erfahrung aus Selbsthilfegruppen nützlich sein. In weiteren Kapiteln (zum Beispiel Kapitel 11) dieses Buches werden wir darauf eingehen, wann psychoonkologische Behandlung hier sehr nützlich ist. In vielen Fällen wird der Therapeut Ihnen dabei helfen können, die eigene Krebserkrankung anzunehmen und zu akzeptieren und selbstbewusst damit umzugehen, eigene Scham und Unsicherheit in kleinen Schritten zu überwinden (siehe Kapitel 6).

Strahlentherapie ist ebenfalls eine Behandlung, die Angst auslösen kann. Das ist nicht verwunderlich, denn man kann die Strahlen weder sehen noch schmecken oder riechen; sie sollen Krebsgewebe vernichten, lassen sich aber nicht wahrnehmen. Außerdem geschieht die Behandlung mit großen Maschinen in abgeschlossenen Räumen.

Hier ist eine gründliche Beratung und Erklärung durch den Strahlentherapeuten sehr wichtig. Nach den Erfahrungen, die aus psychologischen Studien vorliegen, ist die Belastung für den Patienten besonders vor Beginn der Bestrahlung hoch (weil er nicht weiß, was auf ihn zukommt). Sie nimmt dann schnell wieder ab. Manchmal kommt es im Behandlungsverlauf oder danach zu Nebenwirkungen (Müdigkeit, Appetitlosigkeit, Abgeschlagenheit oder Kopfschmerzen). Diese Symptome verschwinden meist relativ kurze Zeit nach Behandlungsende von alleine wieder. In Kapitel 10 gehen wir noch genauer auf die Nebenwirkungen der Strahlentherapie ein.

Die operative Entfernung des Tumors ist nach wie vor die tragende Säule der Krebstherapie. Es kommt dabei für den Chirurgen darauf an, das Tumorgewebe komplett zu entfernen, mit einem notwendigen Abstand zu gesundem Nachbargewebe. Der Patient ist natürlich erfüllt von der Hoffnung, dass dies gelingen werde und dass keine bleibenden Schäden durch die Operation hervorgerufen werden. Manchmal wird auch von der Angst berichtet, die Narkose könne nicht wirken oder man wache nicht mehr aus der Narkose auf. Beides kommt heute extrem selten vor. Auch hier ist es wichtig, vor der Operation gründlich mit dem Arzt zu sprechen – auch über diese Ängste. Verglichen mit den beiden anderen Therapien – Chemotherapie und Strahlentherapie – wird die Operation im Allgemeinen am besten bewältigt. Die Patienten sind froh, wenn der Tumor aus ihrem Körper entfernt wurde.

Rückfälle

Krebspatienten gelten als geheilt, wenn sie 5 Jahre nach der Primärbehandlung überlebt haben, ohne Rückfälle (Rezidive) oder eine Ausbreitung der Krebserkrankung (Metastasierung = Loslösung von Krebszellen aus dem Primärtumor, die dann in anderen Körperorganen wieder Krebswucherungen hervorrufen, zum Beispiel in der Leber, in den Knochen oder der Lunge) erlitten zu haben. Das ist die berühmte 5-Jahres-Überlebensrate. Diese Zeit ist für viele Patienten verunsichernd und schwierig auszuhalten. Natürlich sind sie erleichtert, wenn sie die 5 Jahre hinter sich haben. Leider ist damit aber noch nicht garantiert, dass nicht doch noch irgendwann ein Rückfall auftreten kann. Aber die Wahrscheinlichkeit wird immer geringer.

Wenn nun doch ein Rückfall oder eine Ausbreitung der Krebserkrankung entdeckt werden sollte, zum Beispiel im Rahmen einer Nachsorgeuntersuchung, so ist dies natürlich besonders enttäuschend für den Patienten und seine Familie. Vielleicht ist dies die schwierigste Zeit überhaupt. Mit dieser Enttäuschung zurechtzukommen, neue Hoffnung und Kampfgeist zu entwickeln und eine erneute Behandlungsphase auf sich zu nehmen, ist besonders schwierig. Besonders in diesen Phasen nehmen viele Patienten professionelle psychoonkologische Unterstützung in Anspruch. Nach wie vor ist eine Heilung möglich, auch wenn die Chancen nun geringer geworden sind. Trotzdem sind noch viele Jahre Leben mit wenigen Beschwerden und hoher Lebensqualität – wie viele Studien zeigen – möglich. Der Krebspatient wird zum chronisch Kranken (ähnlich wie Patienten mit einer Zuckerkrankheit) oder zum »Survivor« (Überlebender), wie das heute nicht ganz glücklich unter Fachleuten genannt wird. Der Begriff bezeichnet alle Patienten, die die primäre Krebsbehandlung beendet haben und keinerlei Krankheitsanzeichen haben, aber auch Patienten mit einer fortschreitenden Erkrankung, die noch behandelt werden, aber nicht in einem Endstadium der Erkrankung sind, und schließlich Menschen, die in der Vergangenheit Krebs hatten.

Es gab im Jahre 2012 Schätzungen zur Folge knapp 1,4 Millionen Menschen, die mit der Diagnose Krebs in Deutschland lebten (697.900 Männer und 698.000 Frauen).[8]

Die emotionalen Belastungen, mit denen sich Krebspatienten auseinandersetzen müssen, und die damit verbundenen Unterstützungswünsche der Patienten sind nicht auf die akute Behandlungsphase beschränkt, sondern dauern über lange Zeit an. Dies zeigt eine interessante Studie von Harrison und Kollegen aus dem Jahr 2011 mit 659 sogenannten Survivors, die 5 bis 16 Jahre nach der Diagnosestellung befragt worden waren. Die Patienten gaben ihre Wünsche wie folgt an:

- Ich brauche Hilfe bei der Bewältigung meiner Sorgen über das mögliche Wiederkehren von Krebs (20,8 %)
- Ich möchte, dass meine Ärzte miteinander sprechen, um meine Versorgung zu koordinieren (20,6 %)
- Ich brauche wohnortnahe Hilfe, die verfügbar ist, wenn ich sie brauche (18,8 %)
- Ich brauche Parkmöglichkeiten am Krankenhaus (18,4 %)
- Ich möchte meine Gesundheitsprobleme zusammen mit meinen Ärzten managen (18,0 %)
- Ich möchte, dass auf Beschwerden bezüglich meiner Versorgung angemessen reagiert wird (14,7 %)
- Ich brauche die beste denkbare medizinische Versorgung (14,5 %)
- Ich brauche Hilfe, um meinen Stress im Alltag bewältigen zu können (13,2 %)
- Ich brauche Informationen, die ich verstehe (12,8 %)
- Ich brauche einen Case Manager, der mich über Unterstützung informiert, wenn ich sie brauche (12,6 %).

Diese Aufzählung basiert auf internationalen Befragungen von Krebspatienten; manche Aspekte haben mit den jeweiligen Gesundheitsversorgungssystemen einzelner Länder zu tun, andere hingegen sind global wichtig und unabhängig vom Land oder vom Krankenhaus. Der erste Aspekt, nämlich die Sorge um das Wiederkehren oder Fortschreiten der Erkrankung (Progredienz), ist besonders verbreitet. Wir gehen deshalb im sechsten Kapitel genauer darauf ein.

Wenn Heilung nicht mehr möglich ist – die palliative Situation

Falls eine Heilung vom Krebs nicht mehr möglich erscheint, wird das Ziel der medizinischen Behandlung geändert, es wird von palliativer Medizin gesprochen. Damit ist gemeint, dass für die Behandlung nun die Aufrechterhaltung der Lebensqualität des Patienten im Mittelpunkt steht. »Lebensqualität« bezieht sich auf das subjektive persönliche Krankheitserleben des Patienten. Es geht nun darum,

Erschöpfung (Fatigue), Schmerzen, Atemnot, Gewichtsabnahme und andere Symptome in den Griff zu bekommen, um dem Patienten so viel Leid wie möglich zu ersparen, ohne seine Wachheit und Kontrolle allzu sehr einzuschränken. Viele Patienten sind zu dieser Zeit in einem fortgeschrittenen Alter und auch Krankheitsstadium.

In der modernen Medizin stehen hier Palliativmediziner, also Ärzte mit einer speziellen Fortbildung, zur Unterstützung bereit. Sie sind in Akutkrankenhäusern tätig, aber auch in Palliativstationen und Hospizen. Da viele Patienten zu Hause sterben möchten, am liebsten im Kreise ihrer Familien, kann es sehr hilfreich sein, die sogenannte Spezialisierte Ambulante Palliativmedizinische Versorgung (SAPV-Teams) hinzuzuziehen. Diese palliative Krankheitsphase kann über viele Monate oder gar Jahre andauern und eine gute Lebensqualität ermöglichen.

Diese eher nüchterne Betrachtung soll nicht verschweigen, dass dieser letzte Schritt, die Auseinandersetzung mit dem Ende des Lebens, dem Sterben und mit dem Abschiednehmen eine schwierige und vielleicht schmerzhafte Auseinandersetzung erfordert.

Die bekannte schweizerisch-amerikanische Psychiaterin Elisabeth Kübler-Ross hat sich besonders intensiv mit diesem Problem beschäftigt.[9] Sie beschreibt, dass die Auseinandersetzung mit dem Sterben häufig in 5 Phasen verläuft. Die erste Phase sei charakterisiert durch das Nicht-Wahrheben wollen, die Neigung, den Ernst der Situation zu verleugnen. Diese Phase werde abgelöst durch eine Phase des Ärgers und des Zorns. Die Patienten hadern mit dem Schicksal, finden es ungerecht, dass gerade sie betroffen sind und nicht andere (die es vielleicht eher verdient hätten) und zeigen ihrer Umgebung ihren Ärger. Nach einer Übergangsphase (»Verhandeln«) folgt ein Abschnitt, in dem der Ärger abgelöst wird von einer depressiven Phase aus Verzweiflung und Niedergeschlagenheit; der drohende Verlust des Lebens wird jetzt wirklich realisiert. Der Prozess der Anpassung endet schließlich in der unvermeidlichen Akzeptanz des Geschehens, die emotionale Beanspruchung lässt nach und der Patient wird ruhiger und kann gehen. Diese Beschreibung von Kübler-Ross kann Verständnis wecken für die inneren Auseinandersetzungen von Sterbenden, sie sind aber nur ein Schema, von dem die individuelle Realität immer wieder stark abweichen kann.

In der Kommunikation mit der Familie und dem Arzt ist die Akzeptanz des Sterbens Voraussetzung für ein hilfreiches Miteinander. Häufig stehen Verleugnung, Nicht-Wahr-Haben-Wollen oder gut gemeinter, aber falsch verstandener Trost (»das wird schon wieder …«) einem offenen Gespräch im Wege. Das Abschiednehmen fällt in der Regel leichter, wenn alle alten Konflikte in der Familie noch einmal angesprochen werden konnten, wenn kein Groll oder alte Vorwürfe mehr übrig bleiben. Die meisten Menschen wünschen sich einen würdevollen Tod in Anwesenheit der Familie. Auch ist es wichtig, dass die Angehörigen in finanzieller Sicherheit zurückgelassen werden. Gerade hier kann die Unterstützung durch einen Psychoonkologen – zum Beispiel auch Hilfe bei der Veranlassung eines Testaments – sehr hilfreich sein.

Diese Behandlungs- und Erkrankungsphasen können grundsätzlich bei Krebserkrankungen vorkommen, sie müssen es aber natürlich nicht. Die Krankheitsverläufe sind im Einzelfall allerdings sehr unterschiedlich und oft nur schwer vorherzusagen. Auch in der Art der Bewältigung unterscheiden sich die Personen erheblich. Deswegen ist hier jede Verallgemeinerung irreführend.

Für manche Menschen ist Krebs eine Krankheit wie viele andere Krankheiten; sie stehen mögliche Beschwerden und Behandlungsmaßnahmen ohne größere Einschränkungen und Probleme durch und leben nachher weiter wie zuvor. Es gibt Patienten, die drei unterschiedliche Krebserkrankungen sehr positiv bewältigt haben. Andere Menschen hingegen sind anfangs völlig verunsichert, verzweifelt, denken sofort an den Tod. Die Stimmung schwankt zwischen Hoffnung und Niedergeschlagenheit und es dauert lange, bis sich eine innere Stabilität einstellen kann. Es ist nicht leicht, im Einzelfall vorherzusagen oder zu klären, wovon es abhängt, wie man reagieren wird, wie gut man die Erkrankung bewältigen wird.

Neben der Behandlungsphase – wie oben beschrieben – spielt natürlich die Art der Krebsdiagnose eine Rolle und vor allem der Zeitpunkt, zu dem der Krebs entdeckt wurde. Damit hängt zusammen, wie umfassend oder radikal behandelt werden muss beziehungsweise kann (Operation, Chemotherapie, Strahlentherapie). Insgesamt wird zwar heute etwa die Hälfte aller Krebspatienten geheilt, die Überlebenschancen beziehungsweise die Behandlungsmöglichkeiten sind aber je nach Diagnose sehr unterschiedlich. Während zum Beispiel Prostatakrebs und Brustkrebs sehr gute Heilungsaussichten haben, gilt dies für Bauchspeicheldrüsenkrebs und Lungenkrebs nur in eingeschränktem Maße. Dies sind allerdings Durchschnittsaussagen – wie vieles, was wir im Folgenden ausführen werden –, im Einzelfall kann sich die Situation anders darstellen.

Wichtig sind auch persönliche Vorerfahrungen mit schwierigen Lebensumständen, Charaktereigenschaften (wie zum Beispiel Optimismus) und vor allem die Unterstützung durch Angehörige und Freunde.

Wann immer Sie den Eindruck haben, dass die subjektive persönliche Belastung bei Ihnen, egal in welcher Krankheitsphase – sei es kurz nach der Diagnosemitteilung oder in der palliativen Phase – zu einer persönlichen Überforderung führt, Ihre Kräfte und die Ihrer Angehörigen übersteigt, wenn Sie unsicher, verzweifelt sind oder den Mut verlieren, können Sie psychoonkologische Hilfe aufsuchen. Wo Sie diese Hilfe finden können, hängt sehr davon ab, wo Sie gerade sind – im Krankenhaus, in der Rehaklinik oder zu Hause. Wir gehen in den entsprechenden Abschnitten im dritten Teil des Buches genauer darauf ein.

Belastungssituationen

Die folgende Tabelle gibt wieder, welches die häufigsten und stärksten Belastungen sind, mit denen Krebspatienten fertig werden müssen. Sie basiert auf eigenen Untersuchungen an 3389 Krebspatienten mit unterschiedlichen Diagnosen und Krankheitsstadien; es handelt sich also um einen allgemeinen Überblick. Den Patienten wurde ein Belastungsfragebogen speziell für Krebspatienten vorgelegt, der sich aus 23 typischen Problemen zusammensetzt. In der rechten Spalte ist der Anteil der Patienten aufgeführt, für den das jeweilige Thema besonders stark belastend war.

Wir sehen, dass die Angst vor dem Fortschreiten der Erkrankung von fast 37 % der befragten Krebspatienten als stark belastend eingeschätzt wurde; dies ist deshalb die bedeutendste Belastung. Wir werden diesem Thema deshalb im nächsten Kapitel besondere Aufmerksamkeit widmen. Auf den folgenden Rangplätzen fanden sich weitere Angstthemen sowie Erschöpfung, Angespanntheit und Schlafstörungen.

Die weiteren Problembereiche beziehen sich auf Partnerschaft und Sexualität sowie Freizeit/Hobbys.

Erfreulicherweise sind die Belastungen, die sich auf die medizinische Behandlung, Information und das Verhältnis zu den Ärzten beziehen, nicht sehr ausgeprägt. Diese Rangreihe kann sich natürlich im Einzelfall individuell völlig anders darstellen.

	% stark belastet
Angst vor dem Fortschreiten der Erkrankung	36,9
Angst vor nochmaligem Krankenhausaufenthalt	27,0
sich schlapp und kraftlos fühlen	26,1
unter Schlafstörungen leiden	25,8
Hobbies weniger nachgehen können	23,2
sich oft angespannt fühlen	21,4
Angst vor Schmerzen	21,4
Angst vor Arbeitsunfähigkeit	21,3
weniger sexuellen Verkehr haben	20,5
weniger unternehmungslustig sein	16,9
sich körperlich unvollkommen fühlen	15,9
Schmerzen ungeklärter Genese haben	13,7
nicht gut über soz. Unterstützungsmöglichk. informiert sein	11,9
unter Wund-/Narbenschmerzen leiden	11,4
keine Möglichkeit über seelische Belastungen zu sprechen	9,5
Partner ist wenig einfühlsam	9,0
nicht gut über Behandlungsmöglichkeiten informiert sein	7,7
unterschiedliche Meinungen verschiedener Ärzte	7,4
mangelnde Offenheit in der familiären Kommunikation	7,1
die Körperpflege fällt mir schwerer	6,1
sich weniger wertvoll fühlen	6,1
sich unsicherer im Umgang mit Menschen fühlen	5,9
Verständnislosigkeit anderer	5,5

Sondersituation: Patienten mit angeborenen genetischen Veränderungen

Die oben beschriebenen Belastungen wurden in einer großen Gruppe von Krebspatienten unterschiedlicher Krebsdiagnosen ermittelt. Natürlich gibt es spezielle Gruppen von Krebskranken, die sich hier unterscheiden. Hier gibt es eine Vielzahl von Faktoren, die eine Rolle spielen. Neben der Krebsdiagnose und dem Krankheitsstadium ist zum Beispiel auch das Geschlecht (häufig äußern Frauen höhere Belastungen als Männer) und das Alter der Patienten bedeutsam. Auf alle diese Gruppierungen soll hier nicht näher eingegangen werden, auch deswegen, weil es kaum eine Bedeutung für den einzelnen Betroffenen hat.

Eine besondere Gruppen von Personen soll hier allerdings gesondert genannt werden, Personen (nicht Patienten!) nämlich mit einer angeborenen Veranlagung zu Krebs, den sogenannten hereditären Tumorerkrankungen. Etwa 5 bis 10 % aller Krebserkrankungen beruhen auf einer angeborenen genetischen Veranlagung. Eine besondere Rolle spielen der hereditäre Brustkrebs (5 bis 10 % aller Brustkrebserkrankungen) sowie der erbliche Darmkrebs (5 bis 7 % aller Darmkrebsfälle). Familiäre Häufungen wurden unter anderem auch bei Eierstockkrebs und Prostatakrebs festgestellt.

Menschen, die zum Beispiel wegen familiärer Häufung von Krebs den Verdacht haben, sie könnten zu dieser Risikogruppe gehören, werden sich mit der Frage konfrontiert sehen, ob sie eine genetische Testung durchführen lassen. Wenn eine Testung gemacht ist und der Verdacht bestätigt worden sein sollte, hat dies Konsequenzen. Es gibt die Möglichkeit, die Vorsorgeuntersuchungen zu intensivieren oder auch vorsorgliche Behandlungen (zum Beispiel Operationen) durchführen zu lassen. Die neue Situation hat auch Konsequenzen für die Familie: Ab welchem Alter sollten zum Beispiel die Kinder informiert werden? Insgesamt werden die betroffenen Personen und ihre Familien hier Konflikte bewältigen, mit Angst, manchmal Schuldgefühlen umgehen und konstruktiv miteinander sprechen müssen. Es empfiehlt sich, hier eine gezielte Beratung in Anspruch zu nehmen. Zu diesem Zweck gibt es Zentren für Familiären Brust- und Eierstockkrebs und für familiären Darmkrebs.[10]

Gestärkt aus der Krise hervorgehen

Es hat sich in vielen Studien und klinischen Erfahrungen immer wieder gezeigt, dass Menschen, die eine Krebserkrankung hinter sich gebracht haben, gestärkt aus dieser Krise herausgekommen sind. Die Auseinandersetzung mit der Krebserkrankung und die Bewältigung der Belastungen und Probleme können dazu führen, dass die Patienten seelische Stärke gewinnen. Sie profitieren von dieser intensiven Phase des Lebens und der Auseinandersetzung mit existentiellen Fragen. Beispielsweise konnten wir aus einer Befragung an 385 Brustkrebspatientinnen während der Rehabilitation erfahren, dass 51,7 % der befragten Frauen angaben, von der Krebserkrankung profitiert zu haben.[11] Im Einzelnen nannten sie die folgenden Aspekte:

- intensiver, bewusster leben (52 %)
- bessere Beziehung zum Partner haben (11 %)
- mehr Verständnis für andere haben (8 %)
- mehr Freude an der Natur haben (6 %)
- sich stärker, zuversichtlicher fühlen (4 %)
- mehr Kontakt zu anderen Menschen haben (4 %)
- verstärkter Glaube (3 %)
- mehr Zeit und Ruhe haben (3 %)
- Nebensächlichkeiten werden unbedeutend (3 %)
- mehr für andere Menschen tun können (2 %)
- Sonstiges (4 %.)

Auf diese Weise ist es wohl auch zu erklären, dass wir in wissenschaftlichen Untersuchungen zeigen konnten, dass es Krebspatienten gibt, die nach abgeschlossener Behandlung eine bessere Lebensqualität angeben, als wir es von der Durchschnittsbevölkerung kennen.[12] Es sind vermutlich die Patienten, die gestärkt aus der Krise hervorgegangen sind, die an Selbstbewusstsein und Bewusstheit gewonnen haben.

6. Ängste und Sorgen

PETER HERSCHBACH

Ich habe unheimlich Angst, wie noch nie in meinem Leben. Ich möchte doch noch meinen Enkel aufwachsen sehen. Glauben Sie, ich habe eine Chance? Ich weiß, es sagt einem niemand, kann auch keiner, aber ein kleiner Trost? Ich kann mich überhaupt nicht mehr zusammenreißen. Ich hab noch nie so geheult wie in den letzten Wochen, sehe kein Land mehr. Ich denke so oft an den Tod, will aber nicht, aber die Gedanken sind jeden Tag da. Ich kann für nichts mehr Freude empfinden, ich friere den ganzen Tag und habe immer noch einen Winterpulli an. So was hat es noch nie gegeben bei mir, ich und Pulli, mir war eher immer warm als kalt …

Dieses Zitat einer Krebspatientin drückt eine der emotionalen Hauptbelastungen vieler Krebspatienten im Verlauf der Erkrankung aus. Es ist Angst. Die Angst drückt sich gedanklich und im Gefühl aus, im Verhalten unseren Mitmenschen gegenüber, und sie hat körperliche Begleiterscheinungen. Wir nennen sie »Progredienzangst«, die Angst vor dem Fortschreiten der Erkrankung, vor Rückfällen oder Metastasen. Manchen Patienten sagen, sie fühlten sich, als lebten sie »unter einem Damoklesschwert« oder beschreiben es als »Leben auf dem Pulverfass«. Wie wir im letzten Kapitel gesehen haben, leiden fast 40 % aller Krebspatienten ausgesprochen stark unter dieser Angst; sie schränkt ihre Lebensqualität ein und macht die Bewältigung ihrer Erkrankung so schwierig.

Es ist wichtig, sich klarzumachen, dass diese Angst oder Furcht kein Zeichen von Krankheit oder seelischer Störung ist, sondern eine normale Reaktion auf eine schwierige Situation. Grundsätzlich hat Angst eine lebenswichtige und natürliche Funktion in unserem Leben, sie macht uns vorsichtig und warnt uns vor Gefahren. Ohne Angst wären wahrscheinlich viele von uns nicht mehr am Leben, wir würden unvernünftige Risiken eingehen und unser Leben gefährden.

Aber es gibt auch die unvernünftige Form der Angst, die Angst zu einer Krankheit macht, zur psychischen Störung. Wir kennen viele unterschiedliche Formen von Angststörungen, unter anderem die Phobien (zum Beispiel Spinnenphobie oder Klaustrophobie) oder Panikstörungen. Das Gemeinsame dieser Angststörungen ist die Tatsache, dass es sich um unangemessene, übertriebene und irrationale Reaktionen handelt. Progredienzangst hingegen ist im Prinzip angemessen, denn die Angst, der Krebs könnte zurückkehren oder sich ausbreiten, ist im Grunde berechtigt. Tatsächlich kann es bei den meisten Krebserkrankungen auch noch Jahre nach Behandlungsende zu Rückfällen kommen. Mit dieser Unsicherheit zu leben ist eine der großen Herausforderungen der Krankheitsbewältigung. Wie das folgende Zitat einer Patientin zeigt, könnte man auch von Sorgen sprechen.

Die Sorgen werden nie weggehen, wenn man so eine Krankheit hat, ist es immer im Kopf, da kann man sich nicht mehr ablenken. Manchmal, wenn ich andere sehe, denen es schlechter geht, da denke ich, ich habe noch Glück.

In den letzten Jahren ist Progredienzangst oder auch Rezidivangst international zu einem wichtigen Thema der Forschung geworden. Es wird untersucht, welche Befürchtungen besonders häufig sind, womit ihre Ausprägung zusammenhängt und was man dagegen tun kann. In eigenen Studien[13] haben wir zunächst einen psychologischen Test entwickelt, der Progredienzangst erfasst. Er besteht aus 43 Fragen zu Krankheitsbefürchtungen, die danach beantwortet werden sollen, wie häufig sie im Alltag vorkommen. Diesen Test haben wir Krebspatienten und anderen Personengruppen mit chronischen Erkrankungen vorgelegt. Die folgende Rangfolge zeigt die häufigsten Progredienzängste:

1. Vor Arztterminen oder Kontrolluntersuchungen bin ich ganz nervös.
2. Wenn ich an den weiteren Verlauf meiner Erkrankung denke, bekomme ich Angst.
3. Ich habe Angst vor drastischen medizinischen Maßnahmen im Verlauf der Erkrankung.
4. Mich beunruhigt, was aus meiner Familie wird, wenn mir etwas passieren sollte.

5. Ich habe Angst vor Schmerzen.
6. Es beunruhigt mich, dass ich im Alltag auf fremde Hilfe angewiesen sein könnte.
7. Ich mache mir Sorgen, dass meine Medikamente meinem Körper schaden könnten.
8. Die Frage, ob meine Kinder meine Krankheit auch bekommen könnten, beunruhigt mich.

Es zeigte sich, dass die Kontrolluntersuchungen, die in der Regel nach Ende der Primärtherapie empfohlen werden, für die Patienten besonders belastend sind. Es ist gut nachvollziehbar und wird immer wieder beobachtet, dass die Zeiten um die Nachsorgetermine – von circa zwei Wochen vor dem Termin bis hin zu dem Tag, an dem die Ergebnisse besprochen werden – Ausnahmezustände sind. Man kann an nichts anderes denken, sich häufig auch nicht ablenken, der Körper wird von morgens bis abends genau beobachtet, jede körperliche Reaktion wird als mögliches Anzeichen eines Rückfalles gewertet. Diese Zeiten sind sehr belastend. Die Reaktionen sind jedoch normal und nicht krankhaft. Dennoch kann Psychotherapie hier helfen, die Ängste zu verringern. Was Patienten tun können, die an einer extremen Angst leiden, beschreiben wir im Weiteren.

Auch die medizinische Behandlung und möglicherweise auftretende Nebenwirkungen und Schmerzen können große Angst machen. Auch dies ist gut nachvollziehbar und verständlich. Hier können ausführliche Gespräche mit dem Arzt sehr helfen. Manche der Sorgen beruhen nämlich auch auf mangelndem Wissen über moderne Möglichkeiten der Behandlung und der Schmerztherapie. Vergleichbares gilt auch für das Thema »Erblichkeit von Krebs« (siehe Kapitel 5). Hier können Gespräche mit dem Arzt und gegebenenfalls genetische Untersuchungen Klarheit schaffen und die Last nehmen.

Der dritte Sorgenkomplex hat etwas mit der Familie zu tun. Es ist die Angst, die Familie mit der eigenen Erkrankung zu belasten, und der Wunsch, so lange wie möglich unabhängig sein zu können. Grundsätzlich ist bei Krebs immer die ganze Familie betroffen, die die Krankheit gemeinsam bewältigen muss. Besonders wichtig ist hier, frühzeitig und offen über gegenseitige Erwartungen, Wünsche und Befürchtungen miteinander zu sprechen. Dies ist nicht einfach, weil jeder jeden schonen will und nicht zur Last fallen möchte. In Kapitel 20 gehen wir auf dieses Problem näher ein.

Diese Forschungsergebnisse sind natürlich nur grobe Orientierungswerte, die im Einzelfall immer unterschiedlich sein können. Die oben genannten Untersuchungen haben übrigens auch ergeben, dass Krebspatienten, verglichen mit anderen Patientengruppen, nicht die höchsten Progredienzangstwerte hatten. Noch stärker belastet waren hier unter anderem Patienten mit entzündlichem Rheuma, Morbus Parkinson und Morbus Crohn.

Es gibt Patienten, die zeitweilig ausgesprochen stark unter Progredienzangst leiden. Sie denken von morgens bis abends kaum an etwas anderes, können ihren normalen Alltagsverpflichtungen dadurch kaum mehr nachkommen und fühlen sich in ihrer Lebensqualität sehr eingeschränkt. Für diese Patienten haben wir eine Psychotherapie entwickelt, die »Progredienzangsttherapie«[14]. Sie dauert 4 bis 6 Doppelstunden und kann als Einzel- oder Gruppentherapie durchgeführt werden. Die zentralen Grundannahmen dieser Therapie sind:

1. Progredienzangst ist eine normale Reaktion auf ein belastendes Ereignis und keine psychische Störung oder seelische Erkrankung.
2. Diese Angst ist leichter zu bewältigen, wenn man sich ihr stellt und sie nicht verleugnet oder vermeidet.

In der Therapie beginnen wir damit, den Patienten anzuleiten, sich genau darüber klar zu werden, wie sich die Progredienzangst bei ihm äußert. Er soll sich fragen, was seine Hauptbefürchtungen sind. Die Antwort könnte sein: »Ich habe Angst davor, meine Haare zu verlieren, wenn ich die Chemotherapie beginne« – tatsächlich eine häufige Nebenwirkung der Chemotherapie. Nachdem das Thema klar geworden ist, fragen wir die Patientin oder den Patienten, welche Gefühle und welche körperlichen Reaktionen die Gedanken an Chemotherapie und Haarverlust auslösen. Antworten können hier sein: »Ich habe innere Unruhe, Schlafstörungen, Verdauungsbeschwerden, Schweißausbrüche und fühle mich niedergeschlagen.« Wir bitten dann den Patienten, sich die Frage zu stellen, wodurch die Gedanken an den Haarverlust ausgelöst werden. Er könnte zum Beispiel antworten: »Ich habe eine Fernsehsendung über Krebs gesehen«, oder: »Ich habe einen Zeitschriftenartikel über Chemotherapie gelesen«. Dann fragen wir, wie der Patient reagiert, wenn ihn die Angst überfällt. Er könnte antworten: »Ich igele mich ein«, oder: »Ich werde aggressiv«, oder: »Ich suche ein Gespräch«, oder: »Ich lenke mich ab«. Schließlich soll sich der Patient über die sozialen Folgen seiner Angst klar werden. In welchen Lebensbereichen wirkt sie sich aus? Im Beruf, in der Partnerschaft, im Verhältnis zu den Kindern? Wie reagiert die soziale Umgebung, wenn Angst zur Sprache kommt? Eher mit Trost: »Das wird schon wieder«, oder: »Davor brauchst du doch keine Angst zu haben«? Oder wird nachgefragt oder Zuwendung gegeben? Und welche Folgen hat das für den Patienten? »Ich werde eher unsicher«, oder: »Ich fühle mich angenommen«, oder: »Ich fühle mich klein und schwach« sind mögliche Antworten.

Manchen Patienten fällt es schwer, diese Fragen zu beantworten. Dann empfehlen wir ein Tagebuch, in dem die einzelnen Fragen und die Reaktionen darauf in einem Zeitraum von ein oder zwei Wochen eingetragen werden sollen.

Diese Art der Auseinandersetzung oder Konfrontation mit der eigenen Angst ist unüblich und für viele Menschen befremdlich. Warum soll ich mich mit dem, was so belastend ist und wehtut, auch noch konfrontieren? Tatsächliche neigen wir alle dazu, den Kopf in den Sand zu stecken, uns abzulenken oder einfach darüber hinwegzugehen. Doch genau dies hindert uns auch daran, die Angst bewältigen oder kontrollieren zu können. Ich muss die Angst vor mir haben, ihr ins Auge sehen, wenn ich sie kontrollieren will.

Im Mittelpunkt der Progredienzangst-Therapie steht deswegen auch das sogenannte »Zu-Ende-Denken«. Im Dialog mit dem Therapeuten spielt der Patient das, wovor er Angst hat, in Gedanken durch. Bleiben wir beispielsweise bei der Patientin mit der Angst vor den Haarausfall.

Der Therapeut könnte den Dialog etwa wie folgt beginnen: »Bitte stellen Sie sich vor, Sie haben sich zu der Chemotherapie durchgerungen und denken an den Haarausfall; woran würden Sie denn als erstes spüren, dass es losgeht?«

Die Patientin könnte antworten: »Wenn ich morgens beim Aufwachen Haare auf meinem Kopfkissen finde.«

Der Therapeut fährt fort: »Nehmen wir an, Sie beobachten tatsächlich Haarausfall bei Ihnen, der voranschreitet – was wäre das Schlimmste für Sie?«

Die Patientin könnte antworten: »Wenn mir sogar die Augenbrauen ausfallen würden.«

Die Konfrontation würde fortgeführt mit der Frage: »Welche Folgen hätte all das für Ihren Alltag?«

Die Patientin könnte antworten: »Ich hätte Angst, auf die Straße zu gehen, weil jeder gleich sehen würde, dass ich Krebs habe; mein Sohn könnte im Kindergarten gefragt werden, warum seine Mamma eine Glatze hat.«

Nachdem die Patientin sich sehr stark mit ihren Ängsten konfrontiert hat, sie in Worte gefasst hat, kann der Therapeut mit ihr nach Problemlösungen suchen: »Wie könnten Sie sich jetzt schon auf den Fall vorbereiten, dass Ihnen die Haare tatsächlich ausfallen würden?«

In dem konkreten Fall werden die folgenden Schritte vereinbart: Die Patientin schneidet Woche für Woche von ihren schulterlangen Haaren ein kleines Stück ab, sodass sie vor dem Beginn der Chemotherapie einen Kurzhaarschnitt hat. Dies verringert den Kontrast. Außerdem nimmt sie sich vor, Perücken und Kopftücher auszuprobieren und zunächst nur in Begleitung einer engen Freundin auf die Straße zu gehen.

Das Entscheidende an dieser Therapie ist, sich der Angst in allen Einzelheiten zu stellen. Indem man die diffusen Probleme in Worte fasst und in Einzelteile gliedert, kann man darauf reagieren und nach Lösungen suchen. Es geht darum, das Gefühl der Kontrolle, der Einflussmöglichkeit zurückzugewinnen.

Ein Zitat einer Patientin, die an der Progredienzangst-Therapie teilgenommen hat, mag dies illustrieren:

> Durch Zu-Ende-Denken hab ich nicht mehr so viel Angst und bin ruhiger geworden. ... Die Übung war eine »Verwandlung«. Die größte Angst ist, dass der Krebs wieder kommt, ich ins Heim muss. Das ist derzeit unwahrscheinlich. ... Für den Ernstfall hab ich mich prophylaktisch in einem Altenheim angemeldet. ... Möchte dort nicht gerne hin, es ist jedoch eine Option.

Diese positive Erfahrung kann und soll aber nicht darüber hinwegtäuschen, dass die Konfrontation mit den eigenen Ängsten belastend sein kann. Deshalb wird dringend empfohlen, sie nur gemeinsam mit einem erfahrenen Psychotherapeuten durchzuführen.

7. Traurigkeit und Symptome einer Depression

ANJA MEHNERT

Die Diagnose Krebs und die Behandlung einer Krebserkrankung ist für die meisten Menschen ein tiefer Einschnitt in das eigene Leben und in das Leben der ganzen Familie. Traurigkeit, depressive Verstimmungen und Depression sind häufige Reaktionen auf die Diagnose Krebs oder deren Behandlung, wie das nachfolgende Beispiel eines Patienten zeigt:

> Ich wachte morgens auf und für einen Moment schien das Leben in Ordnung. Die Sonne schien durchs Fenster und ich hörte die Vögel zwitschern. Und dann war sie wieder da, die Gewissheit: Ich habe Krebs. Es ist kein Traum und kein Film. Ich bin es wirklich, der Krebs hat. Es gibt kein Entrinnen. Ich spürte sofort die Schmerzen der Operation an meinem Bauch. Ich wollte die Narbe nicht fühlen. Ich weinte. Ich fühlte mich schwach und elend. Das Leben geht weiter, dachte ich, aber für mich nicht. Ich weiß nicht, wie es weitergehen soll. Die Helligkeit der Morgensonne störte mich. Ich zog die Vorhänge zu und legte mich wieder hin, setzte mir Kopfhörer auf und hörte Musik, sodass es mir in den Ohren dröhnte: Johnny Cash, Hurt: »What have I become my sweetest friend? Everyone I know goes away in the end.« Ich weinte weiter. Der Morgen war grau, mein Zimmer war grau, alles war sinnlos.

Spricht man über Depression, spricht man tatsächlich über eine ganze Bandbreite von Gefühlen. Dazu gehören Traurigkeit, Niedergeschlagenheit, Verzweiflung bis hin zu einer klinischen Depression. Diese Gefühle sind meist vorübergehende Reaktionen, die nach der Diagnose Krebs oder später im Verlauf der Erkrankung auftreten können. Depressive Verstimmungen und Trauerreaktionen gehen meist fließend ineinander über und sind gerade zu Beginn schwer voneinander abzugrenzen, da Trauerreaktionen meist auch Phasen depressiver Verstimmung beinhalten. Trauer ist ein angeborenes Gefühl, das nach Trennung und Verlust von Bindungen oder anderen Lebensereignissen wie der Diagnose einer schweren Erkrankung und dem Verlust der Gesundheit, dem Verlust der Unabhängigkeit oder nach ungünstigen Lebensveränderungen auftreten kann. Im Gegensatz zur Trauerreaktion handelt es sich bei einer klinischen Depression in der Regel um ein komplexeres Mischgefühl, das neben Trauer unter anderem auch Gefühle wie Angst, Schuld, Scham oder Wut umfasst.

Trauer und Depression treten auch zu unterschiedlichen Zeiten oder Anlässen auf. Niedergeschlagenheit und Traurigkeit stehen meist eng mit bestimmten Ereignissen, zum Beispiel einer schlechten Nachricht im Behandlungsverlauf oder der Mitteilung über die anstehende Chemotherapie oder Bestrahlung, in Zusammenhang. Gefühle der Trauer und Traurigkeit gehen mit einer häufigen gedanklichen Beschäftigung mit dem Ereignis (zum Beispiel der bevorstehenden Chemotherapie) einher, mit traurigen Gedanken, Rückzug von Freunden und der Familie, mit körperlichen Reaktionen wie Taubheitsgefühlen, mit Schuldgefühlen, Weinen oder Wut. Die Symptome schwanken üblicherweise während eines Tages oder von einem Tag auf den anderen. Die meisten Menschen, die traurig und niedergeschlagen sind, reagieren jedoch positiv auf emotionale Zuwendung zum Beispiel von der Familie und können sich an Kleinigkeiten (wie einem blühenden Baum, einem Spaziergang) erfreuen. Dieses Vermögen ist bei einer Depression jedoch eingeschränkt. Während Traurigkeit und Phasen der Niedergeschlagenheit bei fast jedem Menschen mit einer Krebserkrankung auftreten, leiden etwa 10 von 100 Patienten zumindest einmal im Krankheitsverlauf an einer klinischen Depression.

Eine Depression ist dadurch gekennzeichnet, dass eine niedergeschlagene Stimmung, ein Verlust von Freude und Interesse an fast allen Aktivitäten sowie Antriebsstörungen (fast) den ganzen Tag über einen Zeitraum von mindestens zwei Wochen anhalten. Abhängig von Anzahl und Schwere der Symptome ist eine depressive Episode als leicht, mittelgradig oder schwer zu bezeichnen. Ein typisches Symptom ist auch das Gefühl der inneren Leere. Darüber hinaus sind bei einer Depression eine Anzahl verschiedener weiterer Symptome vorhanden. Dazu zählen:

- Gefühle von Hilf- und Hoffnungslosigkeit, ein vermindertes Selbstwertgefühl, Gefühle von Wertlosigkeit, Schuldgefühle

- verminderte Konzentrationsfähigkeit, Beeinträchtigung des Gedächtnisses, wiederkehrende Gedanken an den Tod (auch Gedanken, sich etwas anzutun)
- Antriebslosigkeit, motorische Verlangsamung (seltener Unruhe), geringe Motivation
- Appetitlosigkeit und Gewichtsverlust (manchmal auch gesteigerter Appetit und Gewichtszunahme), Schlafstörungen (Schlaflosigkeit oder vermehrter Schlaf), Erschöpfung, Störungen der Sexualität sowie verschiedene andere Symptome (zum Beispiel Schmerzen, muskuläre Verspannungen).

Die Symptome einer Depression sind intensiver, größer in ihrer Anzahl und länger in ihrer Dauer als bei vorübergehender Traurigkeit und Niedergeschlagenheit. Sie beeinträchtigen deutlich und über längere Zeit den Alltag. Eine Depression kann sich langsam und schleichend entwickeln, sodass es den Betroffenen vielleicht schwerfällt sich zu erinnern, wann die Symptome eigentlich angefangen haben. Eine Depression kann aber auch ganz plötzlich auftreten und sich als innere Leere und als Gefühl von Hilf- und Hoffnungslosigkeit bemerkbar machen.

Ursachen für Traurigkeit, Niedergeschlagenheit und Depression

Traurigkeit, Niedergeschlagenheit und Depression können verschiedene Gründe haben. Oft ist es nicht leicht zu unterscheiden, ob die Symptome durch die Erkrankung und deren Behandlung mit verursacht sind oder nicht. So sind manche der typischen Symptome einer Depression wie Veränderungen des Appetits und des Gewichts, Antriebslosigkeit, Erschöpfung oder Konzentrationsschwäche häufig durch die Krebsbehandlung (zum Beispiel durch eine Chemotherapie) hervorgerufen. Neben medizinischen Ursachen kann es aber noch andere Gründe für eine Depression geben. Dazu zählen familiäre Belastungen (Wechselwirkungen zwischen genetischem Risiko und der Umwelt), Traumata und frühe negative Erlebnisse sowie Temperament und Persönlichkeitsfaktoren.

Häufig entsteht eine Depression aber durch mehrere Faktoren, die sich gegenseitig beeinflussen. Manche Menschen haben ein höheres Risiko, eine Depression zu entwickeln als andere. Wenn Sie vor der Krebsdiagnose bereits einmal an einer Depression litten, keine nahe stehende Person haben, mit der Sie über ihre Ängste und Sorgen sprechen können oder sehr viele Belastungen zusätzlich zur Krebserkrankung bewältigen müssen, kann dies zu einer Überforderung führen, in deren Folge eine Depression auftreten kann.

Die Diagnose Krebs beinhaltet häufig auch Verluste – zum Beispiel der Verlust von Zukunftsplänen oder der Verlust der körperlichen Unversehrtheit (etwa nach Operationen). Es ist ein normaler psychischer Anpassungsprozess, als Folge solcher Verluste niedergeschlagen und traurig zu sein. Darüber hinaus haben aber unsere Gedanken, Bewertungen und die Schlussfolgerungen, die wir daraus ziehen, einen starken Einfluss auf unsere Gefühle und auf unser Verhalten.

Im Nachfolgenden möchte ich Ihnen diesen Zusammenhang erläutern und Ihnen eine Hilfestellung anbieten, wie Sie mit Gefühlen der Niedergeschlagenheit und mit depressiven Verstimmungen umgehen können.

Die Diagnose Krebs und die Behandlung von Krebs bedeutet, dass Sie mit Dingen und Situationen umgehen müssen, die sehr beängstigend und bedrohlich erscheinen können. Gefühle der Hilflosigkeit und der Hoffnungslosigkeit sind deshalb gerade angesichts einer Erkrankung wie Krebs häufig. Naheliegend erscheint Ihnen vielleicht, sich mit diesen Gefühlen von anderen Menschen zurückzuziehen und weniger rauszugehen. Wenn Sie sich niedergeschlagen fühlen, werden Sie vielleicht Gedanken haben wie: »Ich kann sowieso nichts tun«, oder: »Der Krebs ist das eigentliche Problem, da kann mir keiner helfen.« Wenn Sie solche Gedanken haben, möchten Sie vielleicht nicht mit anderen, Ihnen nahe stehenden Menschen darüber sprechen oder Sie befürchten, dass diese mit Unverständnis reagieren. Sie ziehen sich zurück, »igeln sich ein«. Dieses Verhalten kann allerdings weitere negative Gedanken und Schuldgefühle fördern, zum Beispiel: »Ich kann nicht mit der Erkrankung umgehen, ich komme nicht klar damit«, und so wiederum zu einer Verstärkung von Gefühlen der Niedergeschlagenheit und Depressivität führen. Das nachfolgende Schaubild verdeutlicht den Zusammenhang zwischen unseren Gefühlen, Gedanken und unserem Verhalten.

Auch wenn es in einer solchen depressiven Phase schwer fällt, ist es wichtig, diesen Kreislauf zu durchbrechen, zum Beispiel durch Aktivitäten, die andere Gefühle hervorrufen und Sie auf andere Gedanken bringen. Dies können Kleinigkeiten sein: ein kurzer Spaziergang, ein Besuch im Tierpark, ein Einkaufsbummel, ein Mittagessen im Lieblingsrestaurant. Trotzdem gehören auch Phasen depressiver Verstimmung zu den häufigen Reaktionen auf Belastungen. Fühlen Sie sich nicht schuldig, wenn Sie Tage haben, an denen Sie »durchhängen«. Dies ist normal und wird von Zeit zu Zeit auch wieder auftreten. Sollten die Symptome depressiver Stimmung stärker werden oder länger anhalten, nehmen Sie psychologische Beratung und Unterstützung in Anspruch.

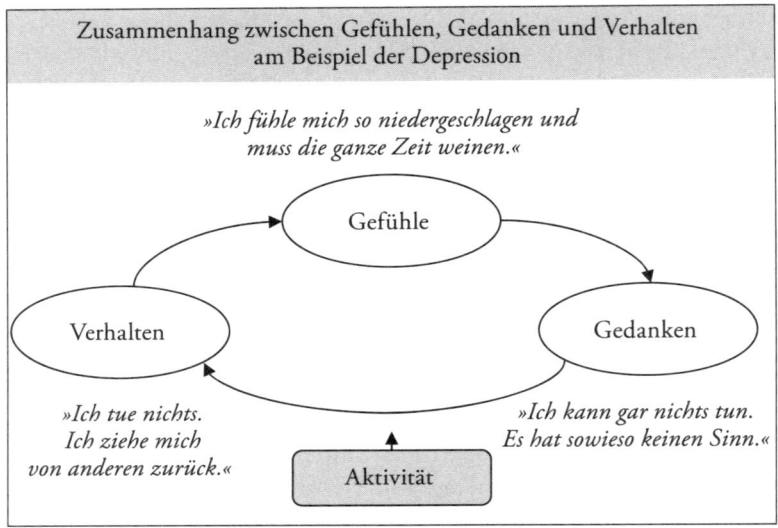

Schaubild zum Zusammenhang zwischen Gefühlen, Gedanken und Verhalten am Beispiel der Depression[15]

Die folgenden Punkte können Ihnen helfen, besser mit schwierigen Phasen, die im Krankheitsverlauf auftreten können, umzugehen:

- Setzen Sie Ihre eigene Messlatte nicht zu hoch: Setzen Sie sich realistische Ziele. Die meisten von uns neigen dazu, sich hohe Ziele zu stecken. Die Genesungsphase nach einer Operation und Behandlung braucht Zeit. Vielleicht möchten Sie bald wieder »durchstarten«, in die Normalität des Lebens zurückkehren. Wenn Ihnen dies nicht nach ihren Vorstellungen gelingt, werden Sie vielleicht über sich enttäuscht und niedergeschlagen sein. Die Enttäuschung und Traurigkeit kann sich wiederum negativ auf Ihren Genesungsprozess auswirken.
- Akzeptieren Sie schlechte Tage: Es wird viele Tage geben, an denen Sie optimistisch in die Zukunft blicken. Aber es wird auch andere Tage geben, an denen Sie vielleicht das Gefühl haben, dass

sich nichts verbessert, dass Sie keine Kraft und Energie mehr haben, um die Dinge zu bewältigen. Erlauben Sie sich diese schlechten Tage ohne schlechtes Gewissen und Schuldgefühle. Lenken Sie sich mit etwas ab, zum Beispiel mit einer Fernsehsendung, einem Computerspiel – und fangen Sie später am Tag oder am nächsten Tag neu an.

- Kleine Schritte sind besser als ein großer: Kleine und erreichbare Ziele zu setzen, hilft wieder Selbstvertrauen aufzubauen und Enttäuschungen zu reduzieren. Vielleicht können Sie nur ein paar Seiten eines neuen Romans lesen, weil Sie dann müde sind, oder nur ein paar Treppenstufen erklimmen. Es wird Sie traurig machen, wenn Sie Ihren aktuellen Zustand mit dem vor der Erkrankung vergleichen. Akzeptieren Sie die Situation, so wie sie ist, und konzentrieren Sie sich auf kleine Fortschritte und auf die Dinge, die Sie trotzdem oder gerade jetzt tun können (zum Beispiel lange frühstücken).

Behandlungsmöglichkeiten für Depression

Eine Depression ist kein Zeichen von persönlichem Versagen, Schwäche oder der Unfähigkeit, mit der Erkrankung umzugehen. Sie sollten sich deswegen nicht zusätzlich deprimiert und schuldig fühlen. Viele Menschen erleben etwas Ähnliches. Es ist wichtig, sich daran zu erinnern, dass Depressionen weit verbreitet sind und dass sie in der Regel erfolgreich behandelt werden. Ein erster Schritt besteht darin, sich jemandem anzuvertrauen und geeignete Hilfe zu suchen.

Wenn Sie sich depressiv fühlen, ist es hilfreich und wichtig, dies durch einen klinischen Psychologen (in einer Krebsklinik wird dies meist ein Psychoonkologe sein) oder einen Psychiater abklären zu lassen. Eine Depression wird durch verschiedene Fragen im Rahmen eines klinischen Gesprächs, gegebenenfalls ergänzt durch einen Fragebogen, erfasst. Erfragt werden unter anderem spezifische Symptome, wie häufig und wann diese aufgetreten sind und wie sie sich über die Zeit entwickelt haben. Dann wird mit Ihnen gemeinsam besprochen, welche Behandlungsmöglichkeiten für Sie in Frage kommen.

Wenn Sie sich sehr niedergeschlagen und hoffnungslos fühlen, zum Beispiel bei starken körperlichen Schmerzen oder starker Übelkeit, können Gedanken auftreten, dass das Leben keinen Sinn mehr habe oder nicht mehr lebenswert sei. Viele Menschen, die an einer Depression leiden, haben das Gefühl, sie seien für andere eine Last oder niemand könne ihnen helfen. Gerade in einer solchen Situation ist es wichtig, mit einem Psychologen/Psychotherapeuten oder einem Psychiater zu sprechen. Manchmal stellen Gedanken an Selbstmord (Suizid) auch einen Versuch dar, sich gedanklich einen letzten Ausweg offen zu halten, falls die eigene Situation unerträglich werden sollte. So berichten viele Krebspatienten von Ängsten vor unerträglichem Leiden oder einem qualvollen Tod. Hier können Suizidgedanken einen Versuch darstellen, eine ungewisse oder stark ängstigende Situation wie die einer Krebserkrankung als stärker kontrollierbar zu erleben. Gedanken daran, sterben zu wollen, sollten immer ernst genommen werden. Wenn die Suizidgedanken bei Ihnen gehäuft auftreten oder wenn Sie sich schon Gedanken über die konkrete Durchführung eines Suizides gemacht haben, sollten Sie umgehend ärztliche/psychiatrische Hilfe suchen. Auch schwere Depressionen können psychotherapeutisch und medikamentös gut behandelt werden.

Psychotherapeutische Unterstützung ist sehr hilfreich, um Depressionen zu behandeln. In Gesprächen zum Beispiel mit einem psychoonkologisch geschulten Therapeuten werden Belastungen, Ursachen und solche Faktoren, die eine Depression aufrecht erhalten, besprochen und je nach psychotherapeutischer Ausrichtung (in der Regel tiefenpsychologische oder verhaltenstherapeutische Verfahren) behandelt. Psychotherapie fördert auch immer Hilfe zur Selbsthilfe, das heißt, es werden persönliche Ressourcen gestärkt.

Einigen Menschen hilft ein Antidepressivum, also ein Medikament, das die Stimmung hebt. Antidepressiva wirken durch bestimmte chemische Stoffe im Gehirn. Sie wirken meist langsam. Dies bedeutet, dass sie in der Regel erst nach etwa zwei Wochen zu einer Verbesserung der Symptome führen. Es gibt verschiedene Arten von Antidepressiva mit unterschiedlichen Nebenwirkungen, und Ihre Ärzte müssen möglicherweise mehrere Anläufe starten, um herauszufinden, welches Medikament Ihnen am besten hilft, vielleicht auch in Ergänzung zu einer psychotherapeutischen Begleitung. Diese Medikamente machen nicht abhängig.

Bei Niedergeschlagenheit oder Depression ist es wichtig, gezielte Aktivitäten und – soweit möglich – moderate körperliche Bewegung zu planen! Versuchen Sie, eine alltägliche Routine beizubehalten oder einzuführen, zum Beispiel ein regelmäßiger Spaziergang vor oder nach dem Abendessen.

Manche Menschen müssen ihre Aktivitäten aufgrund ihres Gesundheitszustands einschränken. Sie können nicht mehr so viel ausgehen wie vorher oder können selbstständig vielleicht gar nicht mehr ihre Wohnung oder ihr Haus verlassen. Dies muss aber nicht mit einer Verringerung ihrer Motivation einhergehen. Versuchen Sie, abwechslungsreiche Dinge zu tun. Musik, Hörbücher oder Radioprogramme, Bücher, Zeitungen, Zeitschriften, das Internet oder Fernsehen bieten Abwechslung und Unterhaltung. Kurzweilige Aktivitäten können helfen, die Stimmung zu verbessern. Bitten Sie darüber hinaus Freunde, Sie hin und wieder zu besuchen. Hilfreich ist es auch, Dinge zu planen, auf die Sie sich freuen können: ein Besuch im Gartencenter, ein neues Kleidungsstück kaufen, eine Fahrradtour machen, wenn das Wetter besser ist, einen Freund treffen. Wir alle brauchen Dinge, auf die wir uns freuen können.[16]

Viele Menschen, die an Krebs erkrankt sind, können nach der erfolgreichen Behandlung ihr bisheriges Leben wieder aufnehmen und sich neuen Lebenszielen zuwenden. Für einen anderen Teil der Menschen steht dagegen die Auseinandersetzung mit weiteren, zum Teil einschneidenden Behandlungen oder mit einer verkürzten Lebenszeit im Vordergrund. Mit der Diagnose einer lebensbedrohlichen Erkrankung, ihrem Wiederauftreten und Fortschreiten rückt das Bewusstsein über den eigenen Tod ein Stück näher.

Die Art und Weise der Auseinandersetzung damit ist ein sehr persönlicher Vorgang. Es gibt keinen »richtigen« oder »falschen« Weg. Die Erfahrung der Begrenztheit des eigenen Lebens kann aber auch die Perspektive öffnen und den Mut geben, Dinge zu sehen und zu tun, die bisher verborgen geblieben sind oder nicht in Angriff genommen wurden. Auch wenn die Hoffnung auf Heilung nicht mehr im Vordergrund steht, und trotz körperlicher Einschränkungen, finden Menschen neue Hoffnung (zum Beispiel die Hoffnung auf Begegnungen mit anderen Menschen, Lebensfreude und Lebenserfahrungen zu teilen), Lebensziele und Lebenssinn.

8. Erschöpfung

JENS ULRICH RÜFFER

Was versteht man unter tumorbedingter Fatigue?

Fatigue, ein Begriff aus dem französischen und englischen Sprachgebrauch, bedeutet Müdigkeit und Erschöpfung. Unter »Fatigue« wird ein krankheitswertiges, unüberwindliches, anhaltendes und ganzkörperliches Gefühl einer emotionalen, mentalen und physischen Erschöpfung verstanden, das gekennzeichnet ist durch verminderte Kapazität für körperliche und geistige Betätigung. Es besteht ein Missverhältnis zwischen der (unmittelbar) vorausgegangenen Belastung und dem Erschöpfungsgefühl, das sich durch Schlaf nicht aufheben lässt.

Viele Krankheitsbilder gehen mit Fatigue beziehungsweise einem Fatigue-Syndrom einher, vor allem chronische Erkrankungen. Daher ist eine möglichst exakte Beschreibung Ihrer Erschöpfung notwendig.

Wodurch wird ein Fatigue-Syndrom verursacht und wie äußert sich tumorbedingte Fatigue?

Eine akute Fatigue wird durch den Tumor selbst oder durch die Therapie des Tumors ausgelöst. Leistungseinbrüche und Abgeschlagenheit können erste Anzeichen einer Tumorerkrankung sein. Es ist geradezu ein Merkmal einer Krebserkrankung, dass sie dem Körper Kraftreserven entzieht. In Einzelfällen können diese Symptome schon Monate vor der Diagnose auftreten. Biologisch sehr aktive Tumore bilden darüber hinaus Botenstoffe, die Stoffwechselprozesse des Körpers empfindlich stören können. So wird häufig die Blutbildung beeinträchtigt, und es kommt zur Tumoranämie (Mangel an Sauerstoffträgern im Blut, Erythrozyten), die wiederum zu einer krankhaften Erschöpfung führt.

Doch auch die Behandlung des Tumors kann Fatigue verursachen. Chemo- und Strahlentherapie bekämpfen nicht nur den Tumor, sondern belasten den ganzen Körper. Denn nicht nur Krebszellen, sondern auch gesunde, wachstumsintensive Zellen werden durch die Zellgifte der Chemotherapie (Zytostatika) vernichtet. Eine Reihe von Nebenwirkungen sind die Folge, unter anderem Übelkeit, Erbrechen und bei längerer Chemotherapie kompletter Haarausfall. Ähnlich wie bei den biologisch aktiven Tumoren kann die Tumortherapie auch zur Hemmung der Blutbildung führen. Es kommt zu einer reduzierten Abwehrbereitschaft des Körpers (Leukopenie), einer erhöhten Blutungsgefahr (Thrombopenie) und längerfristig auch zu einer Blutarmut (Anämie), einer Armut an roten Blutkörperchen oder auch Erythrozyten, die vornehmlich in den Becken- und großen Röhrenknochen produziert werden. Die Aufgabe der Erythrozyten im Blut ist der Sauerstofftransport. Sauerstoff wird aus der Atemluft in der Lunge auf die Erythrozyten übertragen. Über den Blutkreislauf wird so der gesamte Körper mit Sauerstoff versorgt. Je weniger rote Blutkörperchen vorhanden sind, desto schlechter ist die Sauerstoffversorgung der Organe. Die Anämie oder Blutarmut im Zusammenhang mit den anderen Nebenwirkungen ist eine der wesentlichen Ursachen für das Auftreten der akuten Fatigue.

Bei entsprechenden Symptomen können gezielt Gegenmaßnahmen ergriffen werden, um die therapiebedingten Probleme möglichst gering zu halten.

Berichten Sie Ihrem Arzt oder dem Pflegepersonal über Nebenwirkungen, die während der Therapie bei Ihnen auftreten. Ärzte und Pflegepersonal sind darin geschult, Ihre Beschwerden, die durch die Tumortherapie verursacht werden, zu lindern.

Entwickelt jeder Krebspatient ein Fatigue-Syndrom?

Während der Krebstherapie tritt diese Art der Erschöpfung recht häufig auf. Es wird geschätzt, dass etwa acht von zehn aller Therapiepatienten zeitweilig unter Fatigue leiden. Aber nicht nur während der Erkrankung, sondern auch nach Abschluss der Therapie kann der Patient weiterhin unter Fatigue leiden. In der Phase unmittelbar nach der Behandlung wird die Tumorerschöpfung häufig noch durch die Krankheit selbst oder durch die Therapien verursacht. Aber im weiteren Verlauf müssen andere Momente als Auslöser für Fatigue angenommen werden, denn auch Jahre nach der Therapie leiden noch bis zu vier von zehn Patienten bestimmter Tumorformen unter Tumorerschöpfung. Hier wird von einem chronischen Fatigue-Syndrom gesprochen.

Kann ich mich vor der Entwicklung eines Fatigue-Syndroms schützen?

Bisher gibt es keine Möglichkeit, dem Auftreten einer Tumorerschöpfung vorzubeugen. Es gibt auch keine Hinweise, welche Patienten besonders gefährdet sind. Aber es ist bekannt, dass die Häufigkeit von Fatigue stark von der Art der Krebserkrankung abhängt. So haben Patienten mit einem Lymphknotenkrebs ein deutlich höheres Risiko, an Fatigue zu erkranken als Patienten mit einem Hodentumor. Auch ist heute noch nicht klar, ob ein frühzeitiges Eingreifen bei Vorliegen eines akuten Fatigue-Syndroms die Wahrscheinlichkeit für das Auftreten einer chronischen Fatigue senkt. Auf jeden Fall ist es sinnvoll, Ihren behandelnden Arzt frühestmöglich auf eine bestehende Fatigue-Symptomatik hinzuweisen, damit er die geeigneten diagnostischen und therapeutischen Schritte unternehmen kann.

Wer – außer Tumorpatienten – leidet auch unter Fatigue?

Nahezu alle Erkrankungen gehen mit einer Erschöpfung einher, denken Sie beispielsweise an eine Grippe. Die Ursache ist allerdings bei einigen Erkrankungen, wie bei Krebs oder auch Multipler Sklerose, noch unklar. Nach der Einigung auf geeignete Messverfahren und auf Kriterien der Falldefinition lässt sich das Vorkommen von Fatigue bei verschiedenen Erkrankungen so angeben:

Krebserkrankungen:
       akut
       langfristig (> 12 Monate)
	60 bis > 90 %
	Bis zu 40 %

Systemische Erkrankungen: Rheuma Morbus Bechterew Multiple Sklerose (MS)	 > 60 % > 50 % > 60 %
Herzschwäche	10 bis 15 %
Chronische Nieren- und Lungenerkrankungen	10 bis 20 %

Warum unterscheidet man akute und Langzeit-Fatigue?

Ein Erschöpfungssyndrom, das während der Therapie oder kurze Zeit später auftritt, wird als akute Fatigue bezeichnet. Die Langzeit- oder chronische Fatigue bleibt auch Monate oder Jahre nach der Erkrankung bestehen oder kann lange nach Therapieabschluss erstmalig oder erneut auftreten. Es gibt keine klare zeitliche Definition, ab wann man von einer chronischen Erschöpfung spricht. Es hat sich aber bewährt, eine mehr als zwölf Monate anhaltende Fatigue als chronisch zu bezeichnen.

Diese Unterscheidung ist sinnvoll, da sich zumeist unterschiedliche Ursachen hinter den beiden Formen verbergen. Während der akuten Fatigue häufiger organisch definierbare Ursachen zu Grunde liegen, geht man bei der chronischen Fatigue von einem Zusammenspiel mehrerer Faktoren aus. Vor allem spielt die Krankheitsverarbeitung hier eine entscheidende Rolle. Krankheitsverarbeitung heißt, wie ordne ich die Erkrankung und die damit verbundenen Folgen psychologisch in mein Leben ein. Dass das nicht immer reibungslos bei dieser existentiellen Bedrohung gelingt, ist leicht verständlich. Etwa jeder dritte Krebspatient entwickelt entsprechende »Anpassungsstörungen«, die auf eine weniger gelungene Krankheitsverarbeitung hinweisen. Diese Probleme können sehr unterschiedlich sein wie schlechter Schlaf oder eine depressive Stimmungslage. Die betroffenen Patienten profitieren dabei von unterstützenden psychoonkologischen Maßnahmen wie zum Beispiel Gesprächskreise. Und dabei zeigt sich auch, dass Patienten mit Fatigue durch diese Hilfen eine Verminderung ihrer Erschöpfung erreichen können.

Wie kann ich feststellen, ob ich von Fatigue betroffen bin?

Ob Sie möglicherweise an einer Fatigue-Erkrankung leiden, lässt sich nicht durch die sonst üblichen medizinischen Verfahren klären. Obwohl Ultraschalluntersuchungen, Computertomographie und Laboruntersuchungen helfen können, bestimmte Ursachen für Fatigue einzugrenzen, spielen sie in der eigentlichen Fatigue-Diagnostik nur eine untergeordnete Rolle. Die Diagnose von Fatigue stützt sich im Wesentlichen auf eine genaue Befragung, eine körperliche Untersuchung und eine Selbsteinschätzung des Patienten. Die amerikanische »Fatigue Coalition«, ein Zusammenschluss von Experten auf dem Gebiet der Tumorfatigue, hat elf Kriterien formuliert, von denen das Vorliegen von mindesten sechs die Diagnose einer Fatigue sehr wahrscheinlich macht. Hier können Sie prüfen, ob diese Merkmale auf Sie zutreffen.

Mindestens 6 der folgenden 11 Symptome müssen zutreffen
1. Müdigkeit, Energiemangel oder inadäquat gesteigertes Ruhebedürfnis
2. Gefühl der generalisierten Schwäche oder Gliederschwere
3. Konzentrationsstörungen
4. Mangel an Motivation oder Interesse, den normalen Altersaktivitäten nachzugehen
5. Gestörtes Schlafmuster (Schlaflosigkeit oder übermäßiges Schlafbedürfnis)
6. Erleben des Schlafs als wenig erholsam
7. Gefühl, sich zu jeder Aktivität zwingen zu müssen
8. Ausgeprägte emotionale Reaktion auf die empfundene Erschöpfung (z. B. Niedergeschlagenheit, Frustration, Reizbarkeit)
9. Schwierigkeiten bei der Bewältigung des Alltags
10. Störungen des Kurzzeitgedächtnisses
11. Nach körperlicher Anstrengung mehrere Stunden andauerndes Unwohlsein

Kann Fatigue auch etwas mit Depression zu tun haben?

Es fällt nicht immer leicht, zwischen Depression und Fatigue zu unterscheiden, bei beiden Erkrankungen kommen Erschöpfungssymptome vor und jeder fünfte Tumorpatient hat auch Depressionen (siehe Kapitel 7). Der wesentliche Unterschied zwischen den beiden Erkrankungen ist vor allem, dass depressive Patienten ein geringes Selbstwertgefühl bis zur Selbstmordgefährdung aufweisen. Das findet sich bei Patienten mit Fatigue nur selten. Wenn, dann bei gleichzeitigem Vorliegen von Fatigue und Depression oder nach sehr langer Erkrankung, also im Sinne einer reaktiven Depression. Ein weiteres Merkmal ist, dass Antidepressiva bei der Fatigue wirkungslos sind. Da sie aber auch bei der Depression nur bei etwa zwei von drei Patienten helfen, ist auch damit keine eindeutige Unterscheidung zu erreichen. Zusätzlich helfen Hinweise aus der Vorgeschichte des Patienten, wenn es beispielsweise schon früher depressive Episoden gegeben hat. Allerdings gibt es gerade hier häufig falsche Zuordnungen. Im Zweifel sollte ein Psychotherapeut, Psychoonkologe oder Psychiater konsultiert werden.

Was ist der Unterschied zwischen tumorbedingter Fatigue und dem sogenannten »Chronic Fatigue Syndrom« (CFS)?

Die Symptomatik beider Erkrankung kann sehr ähnlich sein. Unterschiede sind hier vor allem im Fatigue-Muster und im Verlauf der Erkrankung zu sehen. Daher müssen auch andere Kriterien als bei der tumorbedingten Fatigue erfüllt sein, um die Diagnose CFS zu stellen. Die wesentliche Unterscheidung aber ist die Ursache der beiden Erkrankungen. Bei der tumorbedingten Fatigue liegen neben der Tumorerkrankung als Ursache auch die damit einhergehenden Veränderungen zu Grunde. Dabei sind in der akuten Phase Anämie und Stoffwechselerkrankungen zu nennen, im weiteren Verlauf gewinnen dann Prozesse der Krankheitsverarbeitung an Bedeutung. Bei dem CFS können Viruserkrankungen oder traumatische Erlebnisse die Erschöpfung auslösen.

Was kann man gegen Fatigue tun?

Supportive Psychotherapie
In den meisten Fällen kann Ihnen eine psychoonkologische Betreuung helfen, das Ausmaß der Erschöpfung zu senken. Während in der akuten Krankheitsphase informationsvermittelnde, konfliktverarbeitende und psychoedukative Methoden (siehe Kapitel 14) im Vordergrund stehen, sind in der Nachsorge und Rehabilitation zusätzlich körperliche oder neuro-psychologische Übungsbehandlungen hilfreich. Zurzeit gibt es noch kein Netz an Selbsthilfegruppen (SHG), die sich speziell mit Erschöpfung beschäftigen. Sie sollten aber in jeder Krebs-SHG Gesprächspartner finden, die ebenfalls betroffen sind.

Körperliches Training
Es gibt vielfältige Hinweise darauf, dass durch individuell dosierte, körperliche Betätigung die Lebensqualität verbessert und die Fatigue-Belastung der Patienten reduziert werden kann. Darüber hinaus verkürzt sich auch die Behandlungszeit, und Therapiekomplika-

tionen verringern sich, was zu einer Verbesserung der Prognose führt. Das Ausmaß der Betätigung sollte für Sie individuell angepasst werden. Die Deutsche Fatigue Gesellschaft gibt eine kostenlose Broschüre mit einem Trainingsplan heraus.[17] Darüber hinaus kann jeder Arzt Trainingsstunden spezifisch für Tumorpatienten verschreiben. Als einfache Faustregel kann gelten: Jeden Tag 30 Minuten morgens und 30 Minuten abends körperliche Belastung ohne Erreichen der Leistungsgrenze. Über die verschiedenen Sportgruppen für Tumorpatienten in Deutschland können Sie sich bei der Deutschen Sporthochschule in Köln informieren oder bei Landessportbünden, die bundesweit in den Bundesländern organisiert werden.

Medikamentöse Behandlung

Prinzipiell müssen bei Ihnen andere Grunderkrankungen ausgeschlossen beziehungsweise angemessen behandelt werden wie zum Beispiel eine Schilddrüsenfunktionsstörung oder eine Zuckererkrankung, die durch die Tumorerkrankung und ihre Behandlung ausgelöst werden können. Liegt der Fatigue während der Tumorbehandlung eine Anämie zugrunde, so lässt sich durch Korrektur des niedrigen Hämoglobinwertes eine deutliche Befindlichkeitsbesserung erreichen. Dabei kommen Bluttransfusionen oder der Einsatz des Hormons Erythropoetin in Frage. In Erprobung befinden sich weitere Medikamente, wie Psychostimulanzien, Ginseng oder auch Guarana. Aus den vorliegenden Studienergebnissen lassen sich jedoch noch keine Behandlungsempfehlungen ableiten.

An wen kann ich mich wenden, wenn ich unter Fatigue leide?

Selbstverständlich ist Ihr behandelnder Arzt der erste Ansprechpartner, falls Sie unter tumorbedingter Fatigue leiden. Darüber hinaus steht Ihnen die Hotline der DFaG, der Deutschen Fatigue-Gesellschaft[18], für weitere Fragen zur Verfügung. In der Broschüre der Deutschen Krebshilfe, die in Zusammenarbeit mit der DFaG entstanden ist, finden Sie weitere hilfreiche Tipps und Adressen.[19]

Welche Hilfestellungen gibt es für meine Angehörigen?

Für die Patienten ist es sehr wichtig, dass gerade die Angehörigen ihre Situation verstehen. Denn im täglichen Leben sind Sie auf dieses Verständnis immer wieder angewiesen. Daher gilt in jedem Fall, dass Ihre Angehörigen über die Fatigue und ihre Folgen gut aufgeklärt sind und dass Sie immer wieder mit Ihren Angehörigen über Ihre Beschwerden und Ihre Bedürfnisse sprechen. Nutzen Sie die vorhandenen Informationsmaterialien auch für Ihre Angehörigen. Wenn Ihre Angehörigen Ihren Erschöpfungszustand verstehen und akzeptieren, dann können Sie auch gemeinsam Lösungsstrategien entwickeln.

Gibt es für mich Alternativen, wenn ich meine vorherige Leistungsfähigkeit nicht wieder erlange?

Die akute Erschöpfungssymptomatik geht im Wesentlichen auf therapiebedingte Nebenwirkungen und auf die psychische Belastung durch die Krebsdiagnose zurück. Das heißt, dass außer dem Krankheitsausmaß und der Therapiebelastung noch andere Faktoren das Ausmaß der Einschränkung bestimmen. Man kann auch nicht automatisch von Arbeitsunfähigkeit während einer Krebstherapie ausgehen, wenn auch der überwiegende Teil der Patienten in dieser Phase der Arbeit fern bleibt.

Ganz anders stellt sich die Situation bei langandauernder Fatigue-Symptomatik dar. Ohne Zweifel ist ein Teil der Patienten durch Fatigue auch langfristig schwer belastet und erwerbsgemindert. Dennoch erscheint die Frühinvalidität nicht in allen Fällen erstrebenswert und ist den Möglichkeiten der betroffenen Patienten nicht angemessen. Für die Begutachtung und Entscheidung einer Frühinvalidität stehen noch keine verbindlichen Kriterien zur Verfügung.

Zurzeit existieren erst in Ansätzen spezifische Rehabilitationsmöglichkeiten für diesen Personenkreis; und es bleibt zu hoffen, dass es in absehbarer Zeit gelingen wird, den Weg zurück in den Beruf zu erleichtern.

Wenn Sie zusätzlich zur Krebserkrankung an einer Erschöpfung leiden, ist es schwieriger, den Weg zurück in den Beruf zu finden. Aber auch hier gilt: Rehabilitation vor Rente. Es kann aber für Sie sinnvoll sein, sich in der Phase vor der Wiedereingliederung mit der

Frage zu befassen, ob es in Ihrem Arbeitsfeld auch möglich ist, die Belastung längerfristig zu reduzieren, entweder durch verminderte Wochenarbeitszeit oder Veränderung des Tätigkeitsspektrums.

Kann ich mich wegen Fatigue berenten lassen?

Ein Teil der Patienten ist durch das Fatigue-Syndrom auch langfristig so belastet, dass ist die Bedingungen der Berufsunfähigkeit erfüllt sind. Abhängig von Ausmaß und Dauer der Fatigue kann es sich um eine Teilberentung oder eine befristete Berentung handeln. Sprechen Sie mit Ihrem zuständigen Rentenberater, der Sie über die verschiedenen Bestimmungen und Möglichkeiten informieren wird.

Welche Rolle spielt die Rehabilitation nach einer Tumorerkrankung in der Behandlung der Fatigue?

Bei Patienten mit Leistungseinschränkungen in der Nachsorge und Rehabilitation muss ein Fatigue-Syndrom differentialdiagnostisch in Erwägung gezogen und entsprechend abgeklärt werden. Wenn es sich bei Ihnen um eine Fatigue-Erkrankung handelt, empfiehlt es sich, gemeinsam mit dem Arzt einen Therapie- oder Rehabilitationsplan zu erstellen. Dieser kann neben supportiver Psychotherapie auch ein psychoedukatives Gruppenangebot enthalten und je nach Ausprägung der Fatigue-Aspekte durch ein kognitives Training ergänzt werden. Obligatorisch sind abgestufte Bewegungstherapie, Einzel- oder Gruppengespräche und Entspannungsverfahren. Erste Längsschnittuntersuchungen haben positive Effekte eines strukturierten Rehabilitationsprogramms bei Fatigue auf die Lebensqualität aufzeigen können.

Ganz wesentlich aber ist es, sich sehr früh mit der Frage zu beschäftigen: Leide ich unter Fatigue? Für viele Patienten, die schon länger unter Erschöpfung leiden, führt schon alleine die Thematisierung und Benennung des Fatigue-Problems zu einer Entlastung. Für die erlebte Einschränkung findet sich eine Erklärung und man erfährt, dass man mit dieser Belastung nicht alleine ist, sondern dass es sich um eine häufige Reaktion nach einer Krebserkrankung handelt. Das erleichtert auch wiederum die Gespräche mit der Familie und im Freundeskreis.

Habe ich ein höheres Risiko, wieder an Krebs zu erkranken, wenn die Fatigue andauert?

Nein, die Tumorerschöpfung ist ein eigenständiges Krankheitsbild, dessen Entstehung durch den Tumor mitbedingt ist, die aber keinen Risikofaktor für eine erneute Tumorerkrankung darstellt. Allerdings kann die Erschöpfung, wenn sie nach überstandener Tumorerkrankung und -therapie wieder auftritt, auch erstes Symptom einer Neuerkrankung sein. Daher ist es wichtig, Ihren behandelnden Arzt über Ihre Symptomatik genauestens zu informieren, damit dieser eine Neuerkrankung ausschließen kann.

Was kann ich selbst gegen Fatigue unternehmen?

Für die meisten Betroffenen ist es schwierig, ihre Erschöpfung, ihren Mangel an Kraft für andere begreifbar zu machen. Da es keine Maßeinheit für die Kraft gibt, die einem für die Bewältigung der alltäglichen Verrichtungen zur Verfügung steht, fällt es den Patienten oft schwer, anderen Menschen die eigene Erschöpfung zu vermitteln. Gleichermaßen fehlt den Angehörigen die Möglichkeit, sich in den Zustand des Patienten hineinzuversetzen.

Deswegen kann es für das Verständnis ausgesprochen hilfreich sein, wenn man die Kraft, die einem für einen Tag zur Verfügung steht, mit einer bestimmten Summe Geld gleichsetzt. Nehmen Sie einmal an, Ihnen stünden normalerweise 10 Euro pro Tag für die Deckung Ihres täglichen Bedarfs zur Verfügung. Davon kaufen Sie Lebensmittel, Kleidung und alles, was Sie sonst Tag für Tag benötigen. Gehen Sie nun davon aus, dass sich diese Summe durch widrige Umstände auf 5 Euro reduziert. Es bleibt Ihnen gar nichts anderes übrig, als zu sparen. Sie werden also vermutlich zunächst Dinge im Regal stehen lassen, die Sie nicht unbedingt benötigen. Die Pralinen oder der teure Schinken fallen also weg. Aber auch dann, wenn Sie sich auf das Allernotwendigste beschränken, wird es Ihnen wahrscheinlich immer noch schwer fallen, mit den 5 Euro auszukommen.

Ganz ähnlich verhält es sich mit der Energie, die Sie zur Bewältigung des Alltags einsetzen. Sie verrichten damit solche Tätigkeiten wie Kochen und Putzen. Aber Sie fahren auch in die Stadt, um essen zu gehen oder sich eine schöne Vorstellung im Theater anzuschauen. Durch Fatigue und die damit einhergehende Erschöpfung wird Ihnen nun ganz unvermittelt ein Großteil dieser Kraft genommen.

Auch hier werden Sie zunächst einmal diejenigen Tätigkeiten vermeiden, die nicht unbedingt erforderlich sind. Sie werden nicht auswärts essen oder ins Theater gehen. Doch selbst dann, wenn Sie sich diese schönen Dinge des Lebens versagen, wird es Ihnen immer noch schwer fallen, mit der Ihnen zur Verfügung stehenden Energie selbst die alltäglichsten Aufgaben zu erfüllen. Das Putzen, das Kochen und selbst die eigene Körperhygiene werden zur Last. Ebenso, wie Sie mit weniger Geld ganz anders haushalten müssen, genauso ergeht es Ihnen mit Ihrer Energie, wenn Sie von Fatigue betroffen sind.

Wie soll man aber aus dieser misslichen Situation herauskommen? Am besten halten Sie sich an die Regel, die für jeden menschlichen Körper gilt: Unterforderte Strukturen werden abgebaut, überforderte zerstört. Der eine Teil dieser Regel ist ganz offensichtlich. Wenn Ihnen nur 5 Euro am Tag zur Verfügung stehen, Sie aber regelmäßig 7 Euro ausgeben, werden Sie sich irgendwann hoffnungslos verschuldet haben. Ihnen fehlen nicht nur jeden Tag 2 Euro, Sie müssen für das geliehene Geld auch noch Zinsen bezahlen. Schließlich wird Ihnen gar kein Geld mehr zur Verfügung stehen. Auch hier verhält es sich mit der Energie wieder ganz parallel. Wenn Sie über das Ziel hinausschießen und sich an einem Tag vollständig verausgaben, zahlen Sie am nächsten Tag mit Zinsen zurück. Sie sind so erschöpft, dass Sie gar nichts mehr machen können.

Geben Sie jedoch weniger Geld aus, dann können Sie sich immer ein bisschen zur Seite legen, um sich irgendwann eine größere Anschaffung zu leisten. Und genau hier hört die Parallele auf. Mit der Kraft verhält es sich nämlich anders. Wenn Sie sich einen oder mehrere Tage vollständige Ruhe gönnen, können Sie nicht darauf hoffen, dass die gesparte Kraft Ihre Energie erhöht. Vielmehr wird sich die unterforderte Struktur abbauen. Sie werden also immer weniger Kraft zur Verfügung haben, weswegen Sie immer weniger erledigen können. Das wird wiederum Ihre Reserven verringern und so weiter.

Es kommt also darauf an, weder zu viel noch zu wenig zu tun, da Sie sich sonst entweder übermäßig erschöpfen oder Ihre Kondition verringern. Aber wie soll man bloß das rechte Maß treffen? Wie erkennt man, dass man mit seinen Kraftreserven entsprechend haushält?

Hierzu ein paar Hinweise: Es kommt vor allem darauf an, auf den eigenen Körper zu hören. Schreiben Sie sich auf, welche Tätigkeiten Sie über den Tag hinweg verrichtet haben. Wenn Sie am nächsten Tag vollständig erschöpft sein sollten, sind Sie sicherlich über das

Ziel hinausgeschossen. Ist dies nicht der Fall, versuchen Sie Ihre Aktivität vorsichtig zu steigern. Auf diese Weise können Sie sich schrittweise dem Maß annähern, das Ihnen guttut, bei dem Sie sich weder vollständig verausgaben noch sich selbst unterfordern, sondern Ihre Reserven langsam, aber stetig steigern.

Darüber hinaus lassen sich noch ein paar weitergehende Tipps geben:

- Seien Sie Ihren Verwandten und Bekannten, aber auch Ihrem Arzt gegenüber offen. Für ein Problem, das man nicht kennt, kann man auch kein Verständnis aufbringen.
- Unterstützen Sie Ihren Körper.
- Verbessern Sie die Bedingungen für einen angenehmen und entspannenden Schlaf. Gönnen Sie sich auch tagsüber Ruhepausen.
- Achten Sie auf Ihre Ernährung. Essen Sie kleine Portionen. Entsprechende Tipps gibt jede gute Ernährungsberatung im Krankenhaus und in der Rehabilitation.
- Überdenken Sie Ihren Tagesablauf.
- Planen Sie die schönen Dinge bewusst ein.
- Versuchen Sie, Tätigkeiten kräfteschonend zu gestalten, bügeln Sie zum Beispiel im Sitzen.

9. Schmerzen

PIA HEUßNER

- Viele Menschen haben Angst vor Schmerzen.
- Viele Menschen glauben, dass Schmerzen zu einer Krebskrankheit dazu gehören.
- In der Tat erleben viele Menschen mit einer Krebserkrankung Schmerzen.
- Schmerzen im Rahmen einer Krebserkrankung können in den meisten Fällen sehr gut gelindert werden.

Je mehr Sie über die verschiedenen Schmerzarten, deren Entstehung und Behandlungsmöglichkeiten wissen, desto eher werden Sie gemeinsam mit Ihren Ärzten und Therapeuten einen Weg finden, Schmerzen zu lindern oder erträglich zu machen.

Was ist Schmerz?

Schmerz ist eine unangenehme Empfindung, die untrennbar aus einer körperlichen und einer emotionalen Erfahrung besteht. Es handelt sich nicht um ein entweder körperliches oder seelisches Phänomen, sondern jeder körperliche Schmerz wird auch von Gefühlen begleitet. Es handelt sich um eine unangenehme Erfahrung mit fließenden Übergängen zwischen körperlichen und seelischen Aspekten bezüglich der Ursachen, der Wahrnehmung und der gegenseitigen Verstärkung.

Ärzte verstehen Schmerzen heute als ganzheitliches, bio-psycho-soziales Symptom, in dem der ganze Mensch in seinen verschiedenen Lebensdimensionen und -bezügen wahrzunehmen ist. Was damit gemeint ist, wird besonders deutlich, wenn wir die verschiedenen Schmerzarten betrachten.

Welche Schmerzarten gibt es bei Krebserkrankungen?

Je nachdem, welche Ursachen Schmerzen haben, unterscheiden wir:

- Schmerzen, die durch die Krebserkrankung ausgelöst werden, also tumorbedingter Schmerz, zum Beispiel, wenn der Krebsknoten im Bauch so groß ist, dass er auf die Leber oder auf Nervengeflechte drückt oder wenn Knochen vom Tumor betroffen sind; oder Muskel-, Gelenk- und Knochenschmerzen durch tumorbedingte Verspannungen und krankheitsbedingten Bewegungsmangel;
- Schmerzen, die durch die Behandlung entstehen = therapiebedingter Schmerz, zum Beispiel Schleimhautentzündungen im Mund oder im Verdauungstrakt (Mukositis) durch Chemotherapie oder Bestrahlung oder Schmerzen durch chemische Nervenschädigung (Polyneuropathie durch Chemotherapie); oder Schmerzen nach Operationen oder durch Amputationen;
- Schmerzen, die unabhängig von der Krebserkrankung sind oder bereits vor der Erkrankung bekannt waren = tumorunabhängiger Schmerz, zum Beispiel chronische Kopf- und Rückenschmerzen, Schmerzen an Knochen und Gelenken durch Verschleiß oder Verletzungen;
- Schmerzen, die durch die Auswirkungen der Krebserkrankung auf das Alltags- und Beziehungsleben entstehen = sozialer Schmerz, zum Beispiel Arbeitsplatzverlust, soziale Isolation, Verlust der finanziellen Sicherheit, Rollenverschiebungen im Familiensystem;
- Schmerzen durch die psychischen Auswirkungen der Krebserkrankung = seelischer Schmerz, zum Beispiel Sorgen, Ängste, Einsamkeit, Verzweiflung, Abhängigkeit von der Unterstützung anderer Menschen oder Verlust der Kontrolle über das Leben, Abschied nehmen müssen;
- Schmerzen, die durch Zweifel an dem persönlichen bisher tragfähigem Wertesystem und Glauben entstehen = spiritueller Schmerz, zum Beispiel Suche nach dem Sinn des Lebens oder des Leides, Zweifel an Gott, Suche nach Gerechtigkeit;

Welche körperlichen Schmerztypen unterscheiden wir?

Körperliche Schmerzen haben unterschiedliche Qualitäten, je nachdem, welche Körperstrukturen betroffen sind:
- Schmerzen, die durch direkte Gewebeschädigung oder Entzündungsreaktionen hervorgerufen werden, heißen Nozizeptorschmerz = Schmerzrezeptorschmerz, z. B. Schmerzen durch Kno-

chenmetastasen oder durch Spannung der Leberkapsel durch Krebsknoten;

- Schmerzen, die durch direkte Schädigung eines Nervs oder des Nervensystems entstehen, heißen Neuropathischer Schmerz = Nervenschmerz.

Diese Unterscheidung ist für die Behandlung sehr wichtig, denn verschiedene Schmerztypen werden unterschiedlich behandelt. Und wenn Mischformen dieser Schmerztypen auftreten, werden auch verschieden wirksame Schmerzmittel kombiniert.

Behandlung von Schmerzen bei Krebserkrankungen

Die Behandlung Ihrer Krebsschmerzen erfolgt, um Ihnen möglichst viel Lebensqualität zu erhalten oder zurückzugeben. In den meisten Fällen ist es möglich, Ihre Schmerzen gut zu kontrollieren. Der Behandlungserfolg hängt vor allem von einer vertrauensvollen Arzt-Patienten-Beziehung ab. Nur wenn Sie Ihrem Arzt genau erklären können, wo es schmerzt, wie es schmerzt, wann es schmerzt, wie intensiv es schmerzt, was Ihnen Erleichterung bringt, was den Schmerz verschlimmert, wie Sie Ihre Medikamente einnehmen, wie lange diese wirken oder wie sich der Schmerz zwischen den Medikamentengaben verändert, kann Ihr Arzt ein individuelles Behandlungsschema für Sie aufstellen. Um all diese Fragen beantworten zu können, ist ein Schmerztagebuch eine große Hilfe. Die Schmerzintensität wird mit Hilfe einer Skala ermittelt, auf der Sie mit Zahlen, Farben oder Symbolen zwischen links: 0 = gar kein Schmerz bis rechts: 10 = maximal vorstellbarer Schmerz markieren. Das ist die einzige Messmethode für Ihren individuellen Schmerz. Auch die Aufzeichnungen über schwankende Schmerzintensitäten gehören in Ihr Schmerztagebuch.

Darüber hinaus muss Ihr Arzt Ihnen aufmerksam zu hören. Dann wird er mit Ihnen herausfinden können, welcher Anteil Ihrer Schmerzen durch Medikamente, welcher durch Entspannungsmethoden und welcher durch eine unterstützende Psychotherapie, durch eine Sozialberatung oder durch seelsorgerliche Begleitung am besten zu lindern ist.

Die Behandlung mit Medikamenten

Viele Patienten scheuen die Einnahme von Schmerzmedikamenten, da sie ihrem Körper nicht mit noch mehr Chemie schaden wollen. Das Gegenteil ist aber der Fall. Das eiserne und unnötige Aushalten von Schmerzen kostet Energie, vermindert die Lebensqualität und kann psychische Krankheiten wie Depressionen oder Angststörungen auslösen oder verstärken. Eine erfolgreiche Behandlung von Krebsschmerzen ermöglicht mehr Teilhabe am Leben, mehr Mobilität und mehr Lebensfreude.

Die Behandlung von Krebsschmerzen muss grundsätzlich regelmäßig erfolgen. Andauernde Schmerzen müssen dauerhaft behandelt werden. Das ist ein großer Unterschied zu zum Beispiel chronischen Kopf- oder Rückenschmerzen, die nur bei Bedarf behandelt werden. Im Sinne dieser notwendigen Regelmäßigkeit wird Ihr Arzt Ihnen ein oder mehrere Medikamente nach einem festen Zeitschema verordnen, die Sie möglichst streng zu den angegebenen Uhrzeiten einnehmen sollten, denn verschiedene Medikamente wirken unterschiedlich lang. Ergänzend zu dieser Basismedikation benötigen Sie eine Bedarfsmedikation. Dazu wird Ihnen Ihr Arzt ein sehr einfach einzunehmendes, schnell wirksames Medikament in Form von Tropfen, Tabletten, Nasenspray oder einen Stick für die Mundschleimhaut verordnen. So können Sie selbstständig reagieren, wenn die Basismedikation nicht ausreicht oder wenn akute plötzliche Schmerzspitzen auftreten, die sogenannten Durchbruchschmerzen. Den Gebrauch der Bedarfsmedikation (wann, wie viel, wie oft) sollten Sie auf jeden Fall auch in Ihrem Schmerztagebuch notieren.

Bereits die Griechen der Antike kannten den Heilschlaf mit Hilfe von Opium und nannten es ein »Gottesgeschenk«. Als moderne pharmazeutische Schmerztherapie stehen uns Opiate seit dem frühen 19. Jahrhundert zur Verfügung. Heute sind wir allerdings in der Lage, die Dosierungen so zu steuern, dass die Behandlung mit Opiaten nicht automatisch mit Schlaf einhergeht. Für die Behandlung mittelstarker und starker Krebsschmerzen ist der Einsatz von Opiaten absolut notwendig und in den letzten Jahrzehnten ist die ärztliche Verordnung zur Selbstverständlichkeit geworden. Die Angst vieler Patienten und Angehörigen vor der Abhängigkeit von Opiaten ist unberechtigt. Eine fachgerecht verordnete Behandlung von Krebsschmerzen mit Opiaten löst keine Abhängigkeit aus und kann über Monate und Jahre sicher durchgeführt werden. Wenn eine bisher wirksame Dosis von Opiaten keine ausreichende Wirkung mehr zeigt, hat in der Regel die Schmerzintensität zugenommen. Wenn die Schmerzintensität nachlässt, weil die Ursache behoben oder verringert werden konnte, können Opiate wieder reduziert oder ganz weggelassen werden. Einzige Ausnahme bezüglich einer Abhängigkeit stellen Menschen mit Suchterkrankungen dar, bei denen eventuell eine besonders enge Zusammenarbeit von Krebsärzten und Suchtspezialisten notwendig ist.

Stark wirksame Schmerzmittel haben Nebenwirkungen. Diese müssen bei Bedarf ebenfalls behandelt werden. Gegen Verstopfung (Obstipation) und Übelkeit durch Opiate wird Ihnen Ihr Arzt sogenannte Ko-Analgetika (ergänzende Medikamente) zusätzlich zur Schmerztherapie verordnen. Die mit Opiaten in höherer Dosierung häufig einhergehende Müdigkeit bis hin zur Schläfrigkeit ist hingegen eine Nebenwirkung, die Sie möglicherweise sehr belästigen kann. Manche Patienten passen deshalb ihren Zeitplan der gewünschten Aktivitäten den Zeiten der Opiateinnahme und den Zeiten mit der wenigsten beziehungsweise der stärksten Müdigkeit an. In Fällen extrem starker Schmerzen nehmen Patienten den Dämmerschlaf unter sehr hoch dosierten Opiaten ganz oder zeitweise aber auch in Kauf, wenn dadurch die Schmerzen auf ein erträgliches Maß reduziert werden können. Andere Patienten wiederum entscheiden sich, Schmerzen bis zu einer individuellen Intensität auszuhalten, um dadurch weniger müde zu sein und am Leben teilhaben zu können.

Die Teilnahme am Straßenverkehr, insbesondere das Autofahren unter Einfluss von Opiaten, ist ebenso untersagt wie unter Alkoholeinfluss.

Physikalische Maßnahmen

Manche Schmerzen lassen sich ergänzend durch Kälte, Wärme, leichte Bewegung, Krankengymnastik oder sanfte Massagen lindern. Polyneuropathische Schmerzen der Hände und Füße sprechen zum Beispiel gut auf ein »Bad« in einer Schüssel voller getrockneter Erbsen an, da diese einen sehr sanften Massageeffekt leisten. Akute Muskel- oder Gelenkverletzungen reagieren zum Beispiel gut auf Kühlung, chronische Gelenkschmerzen durch Verschleiß benötigen eher Wärme. Hier sollten Sie ruhig ausprobieren, was Ihnen persönlich hilft, und sich durch ihren Arzt beraten lassen.

Psychotherapeutische Maßnahmen
zur Behandlung von Krebsschmerzen

Aus dem bio-psychosozialen Verständnis des Schmerzes ergibt sich, dass psychotherapeutische Methoden einen wichtigen Stellenwert in der Behandlung des Schmerzes und in der Auflösung des Teufels-kreises von Angst, Depression und Schmerz einnehmen. Wir wissen, dass Depressionen Schmerzen auslösen können, aber auch, dass Schmerzen depressiv machen können. Ängste finden ebenfalls viel-fach ihren Ausdruck im Schmerz, der körperlich gespürt, aber see-lisch ausgelöst ist; und Ängste führen zu Verspannungen, die wiederum Schmerzen nach sich ziehen. Die Psychoonkologie hat sich als Fachdisziplin auf die psychotherapeutische Begleitung und Behandlung von Krebspatienten spezialisiert. Im Rahmen der Schmerztherapie geht es hier um die Behandlung von sozialen, psychischen und spirituellen Schmerzen. Begleitend zur medikamentösen Schmerztherapie zielt die psychoonkologische Behandlung vor allem auf die Veränderung des Schmerzerlebens und der Schmerzwahrnehmung ab. Wichtigstes Ziel ist die Förderung der Selbstkompetenz im Umgang mit dem Schmerz. Neben den notwendigen Kenntnissen zur Anwendung der verordneten Schmerzmedikamente und dem Kennenlernen persönlicher schmerzlindernder Umstände geht es für Sie darum, den Schmerz zunächst für nur einige Sekunden auf seinen Platz zu verweisen und festzustellen, dass es neben Krankheit, Leid und Schmerz auch noch andere Lebensaspekte gibt. Diese Aufdeckung und Wahrnehmung, dass Krankheit und Schmerz zwar sehr viel Raum einnehmen können, aber trotzdem auch noch schmerzfreie und gesunde Lebensanteile übrig sind, nennen wir Distanzierung. Wenn es Ihnen alleine schwer fällt, solche zunächst nur wenigen Momente im Laufe eines Tages als krankheits- und schmerzfreie Zone zu entdecken, so wäre die Unterstützung durch einen Psychotherapeuten angeraten. Als psychotherapeutische Maßnahmen, die Distanzierung unterstützen können und vor allem durch Entspannung hilfreich wirken, möchten wir Ihnen hier einige kurz vorstellen, denn nicht für jeden Menschen ist jede Methode die passende. Eventuell werden Sie ausprobieren, was am besten zu Ihnen passt oder Ihnen persönlich am ehesten hilft:

Entspannungsmethoden (siehe auch Kapitel 17)

Zu den traditionellen Entspannungstechniken gehören Autogenes Training und Progressive Muskelentspannung. Sie haben ihren besonderen Wert darin, dass sie nach einer angeleiteten Übungsphase durch einen Therapeuten vom Patienten selbständig, zu jeder Zeit und an jedem Ort, ausgeführt werden können. Bücher mit vorgegebenen Texten oder Audiomedien wie CDs mit gesprochenen Anleitungen erleichtern die selbstständige Anwendung.

Autogenes Training, entwickelt von dem Berliner Arzt J. H. Schultz um 1920, wird auch als konzentrative Selbstentspannung bezeichnet. Es wird in kleinen Gruppen oder einzeln erlernt und führt vor allem zu allgemeiner Steigerung des Wohlbefindens, der Leistungsfähigkeit und der Konzentration.

Das Wirkprinzip der Progressiven Muskelentspannung nach dem amerikanischen Mediziner E. Jacobsen erreicht über die bewusste systematische Anspannung verschiedener Muskelgruppen eine nachfolgende Entspannung und Lockerung der betreffenden Muskulatur. Sie ist damit besonders geeignet, Schmerzen zu lindern, die mit seelischer Anspannung oder Verspannung bestimmter Muskelareale durch zum Beispiel Tumorbefall zusammenhängen.

Hypnose

Die Wahrnehmung von Schmerzen wird über unsere Aufmerksamkeit und unsere Erwartungen beeinflusst. Da Hypnosetechniken über ein verändertes Bewusstsein und eine veränderte Körperwahrnehmung wirken, können sie die Empfindung unangenehmer Sinnesreize und Gefühle zum Positiven verändern. Die medizinische und die psychotherapeutische Hypnose gehören immer in die Hände eines psychotherapeutischen Hypnose-Experten.

Imaginationen – Phantasiereisen

Imaginative Psychotherapietechniken arbeiten mit einem entspannten Zustand des Betroffenen, der zumeist über Entspannung anleitende Atemübungen erreicht wird. In diesem Zustand kann dann eine geführte Vorstellung in einen als angenehm, belastungsarm oder schmerzarm assoziierten Raum erfolgen. Beispiele können die »Reise an einen sicheren Ort«, »die Reise in ein Land des Wohlbefindens«, ein »Spaziergang am Meeresstrand«, ein »Gang über eine buntblühende Wiese« sein.

Musiktherapie

Musik hat starke Wirkungen auf sogenannte subcorticale Gehirnzentren – Gehirnareale, die unterhalb der Großhirnrinde angesiedelt sind – und kann einen starken Einfluss auf die psychologische Spannung des Organismus sowie auf Ängste und Depressionen haben. Außerdem können sich die physiologischen Funktionen des Körpers wie Atmung, Herzfrequenz, Muskelspannung verändern. Das Hören bestimmter als positiv wahrgenommener Musik – die sogenannte rezeptive Musiktherapie, im Gegensatz dazu gibt es die aktive Musiktherapie – mit langsamen Tempowechseln, wenigen Lautstärke-änderungen und einfachen Harmonien kann zu einer subjektiven Schmerzhemmung, verbessertem Schlaf, weniger Angst und Depressivität und verbesserter Lebensqualität führen. Die rezeptive Musiktherapie kann durch gesprochene Entspannungsanleitungen ergänzt werden.

Wie finde ich »meine« Schmerztherapie?

Ansprechpartner für eine medikamentöse Schmerztherapie sollte Ihr Onkologe sein. Wenn es sinnvoll erscheint, wird Ihr Onkologe auch noch einen speziellen Schmerztherapeuten hinzuziehen, der sich besonders gut auskennt mit der Behandlung chronischer und neuropathischer Schmerzen.

Adressen von psychologischen Schmerz- und Entspannungstherapeuten erhalten Sie ebenfalls von Ihrem Onkologen oder in einer Krebsberatungsstelle.

Die klassischen Entspannungstechniken Autogenes Training und Progressive Muskelentspannung können auch in Krebsberatungsstellen, Sportvereinen oder in Kursen der Krankenkassen und der Volkshochschulen erlernt werden. Im Rahmen einer onkologischen Rehabilitationsmaßnahme bietet sich vielfach die Möglichkeit, verschiedene Methoden kurz kennen zu lernen und auszuprobieren.

10. Nebenwirkungen der Behandlung

PIA HEUßNER

Einführung

Viele Patienten haben große Angst vor den Nebenwirkungen einer Krebsbehandlung, vor allem vor Chemotherapie und Strahlentherapie. Diese Ängste werden oft noch durch Erlebnisberichte von anderen Krebspatienten oder von Menschen, die nur Berichte gehört haben, also aus dritter oder vierter Hand, verstärkt. Das bedeutet, dass eher Halbwahrheiten bekannt sind, die nur wenig mit der eigenen Situation zu tun haben. Die wichtigste Maßnahme, um in Ihrem individuellen Fall Nebenwirkungen gut zu verstehen und zu kontrollieren, ist deshalb das Gespräch mit Ihrem behandelnden Arzt.

Ihr Arzt kann Ihnen vor Beginn einer neuen Behandlungsmaßnahme erklären, welche Nebenwirkungen Sie individuell zu erwarten haben und welche vorbeugenden Maßnahmen er empfiehlt, damit im besten Fall Nebenwirkungen gar nicht erst auftreten oder, wenn unvermeidbar, möglichst rasch und erfolgreich gelindert werden können.

Bei jeder krebsspezifischen Behandlungsmaßnahme sind unerwünschte Nebenwirkungen zu erwarten. In einem ausführlichen Gespräch mit Ihrem Arzt sollten Sie Ihre persönlichen Wünsche bezüglich der Intensität der Behandlungsmaßnahmen und Ihre persönliche Toleranz gegenüber Nebenwirkungen darlegen. So kann es sein, dass ein Mensch bereit ist, eine sehr belastende, sehr intensive Therapie mit vielen zu erwartenden Nebenwirkungen auf sich zu nehmen, da er um jeden Preis von der Krebserkrankung geheilt werden oder Lebenszeit gewinnen möchte. Ein anderer Patient entscheidet sich aber möglicherweise, dass er nicht bereit ist, sich um den Preis jedweder Nebenwirkungen und Strapazen behandeln zu lassen, weil ihm vielleicht Lebensqualität während der Behandlung wichtiger ist als Lebenszeit. So kann nur in einem vertrauensvollen Arzt-Patienten-Gespräch abgewogen werden, welche Erfolgsaussichten bei einer Behandlung bestehen, in welchem Verhältnis Nutzen und Risiko einer Behandlung stehen und wieweit Sie als Patient mögliche

Behandlungsmaßnahmen mit wie viel Belastung durch Nebenwirkungen auf sich nehmen möchten.

Neben den medikamentösen Behandlungsmaßnahmen von Nebenwirkungen lässt sich die Verträglichkeit der Krebsbehandlung durch psychoonkologische Begleitung, durch Entspannungsmethoden (siehe auch Kapitel 17), durch viel Bewegung an der frischen Luft und eine angepasste Ernährung positiv beeinflussen.

Einige häufige Nebenwirkungen und die Möglichkeiten des Umgangs damit möchten wir Ihnen hier vorstellen.

Haarverlust

Bei vielen Chemotherapien ist ein Verlust der Kopfhaare, gelegentlich auch der Wimpern, der Augenbrauen, der Achsel- und Schamhaare mit Sicherheit hinzunehmen, bei einigen Wirkstoffen kommt es dosisabhängig nur zu einem Ausdünnen der Kopfhaare oder zu gar keiner Veränderung der Haare. Der Haarausfall setzt normalerweise zwei bis drei Wochen nach der ersten Chemotherapiebehandlung ein. Für viele Patienten ist es angenehmer, sich die Kopfhaare zu Behandlungsbeginn kürzer schneiden zu lassen und sich ab dem zweiten oder dritten Tag des Haarausfalls die Resthaare abrasieren zu lassen. Die gute Nachricht ist, dass die Haare wieder nachwachsen werden, in der Regel einige Wochen nach Ende der Behandlung. Allerdings ändert sich gelegentlich die Haarstruktur. So können ehemals glatte Haare lockig werden und umgekehrt. Auch Strahlenbehandlungen am Kopf führen zu einem gänzlichen oder teilweisen Haarverlust.

Wenn Ihr Arzt Ihnen einen Haarverlust angekündigt hat und Sie sich eine möglichst naturgetreue Perücke wünschen, so ist es ratsam, sich frühzeitig noch mit den eigenen Haaren bei einem Friseur zur Anfertigung einer Perücke vorzustellen. Je früher ein Friseur Ihre eigenen Haare sehen und sie natürlich erleben kann, umso besser kann er Ihnen eine geeignete Perücke anfertigen. Manche Patienten hingegen versuchen gar nicht erst, die eigenen Haare »zu ersetzen«, sondern experimentieren bewusst mit ganz verschiedenen Perücken, um je nach Stimmung und Laune die angemessene Haarfarbe und Frisur auswählen zu können. Auch verzichten manche Patienten durch kreative Gestaltung mit Hüten, Kappen, Mützen und Tüchern ganz auf den Haarersatz und schützen sich somit lediglich vor der ungewohnten Kälte an der Kopfhaut.

Der Verlust der Wimpern und Augenbrauen verändert den Gesichtsausdruck eines Menschen sehr stark. Deshalb tauschen vor allem viele Patientinnen Schminktipps in einer Selbsthilfegruppe aus, besuchen eines der bundesweit kostenlos angebotenen Kosmetikseminare der Stiftung DKMS life[20] oder nutzen lokale Angebote kostenloser Schminkkurse, wie zum Beispiel *recover your smile e. V.* in München[21].

Diese Möglichkeiten können helfen, das veränderte Selbstbild besser auszuhalten und das Selbstwertgefühl trotz Haarverlust nicht zu verlieren. Auch wenn Ihnen der veränderte Anblick im Spiegel schwerfällt, lohnt es sich, herauszufinden, welche Ihrer Eigenschaften sich nicht durch die Behandlung verändern. Ihr verändertes äußeres Erscheinungsbild ist kein Grund, sich schamvoll zu verstecken, sondern Ausdruck einer notwendigen Behandlungsmaßnahme. Gerade wenn es Ihnen gelingt, sich trotzdem äußerlich gepflegt zu zeigen und sich selbst als wertvollen Menschen wahrzunehmen, werden sich auch die Menschen in Ihrer Umgebung rasch daran gewöhnen.

Übelkeit und Erbrechen

Übelkeit und Erbrechen sind von vielen Krebspatienten sehr gefürchtet. Deshalb muss auch hierzu Ihr Arzt erfahren, welche bisherigen Erfahrungen Sie im Leben mit Übelkeit gemacht haben. Menschen, die in gesunden Zeiten unter schwerer Reiseübelkeit litten, Frauen, die unter starker Schwangerschaftsübelkeit gelitten haben, haben ein höheres Risiko, auch bei einer Chemotherapiegabe stärkere Übelkeit zu erleben. So wird Ihr Arzt Ihnen individuell und passend zu den geplanten Chemotherapiewirkstoffen vorbeugende Medikamente gegen Übelkeit und Erbrechen, sogenannte Antimetika, verordnen. Sie werden zusätzlich ein Medikament erhalten, das Sie bei Bedarf einnehmen können, wenn die vorbeugenden Medikamente nicht ausreichend sind und Übelkeit auftritt. Gegebenenfalls gehört dieses Bedarfsmedikament als ständiger Begleiter in Ihre Tasche, damit Sie sich außerhalb Ihrer Wohnung aufhalten können und trotzdem jederzeit Medikamente gegen Übelkeit griffbereit haben. Ähnlich eines Schmerztagebuches sollten Sie sich auch Notizen machen, wann bei Ihnen die Übelkeit wie stark auftritt. Dann kann Ihr Arzt beim nächsten Besuch die Antiemetikaverordnungen anpassen.

Ihre Ernährung sollten Sie in den Tagen starker Übelkeit anpassen. Meiden Sie stark riechende Nahrungsmittel, denn Appetit, Geruchssinn, Geschmack und Übelkeit wirken in unserem Körper eng zusammen. Lüften Sie die Räume, in denen Sie sich aufhalten, mehrfach täglich gut durch, damit keine unangenehmen Gerüche stören. Kalte Nahrung riecht weniger intensiv als warme, würzen Sie vorsichtig, essen Sie lieber in vielen kleinen Portionen oder Snacks als die angestammten drei großen Mahlzeiten. Meiden Sie schwer verdauliche Nahrungsmittel. Für einige Tage kann eine »Cola- und Salzstangendiät« oder Tee, Zwieback, Salzgebäck hilfreich sein, wie Sie es von Magen-Darm-Infektionen kennen. Ingwertee, ein althergebrachtes Naturheilmittel aus der ayurvedischen Medizin, vor und zwischen den Mahlzeiten getrunken, kann zusätzlich die Übelkeit lindern. Auch die Bitterstoffe in Bier können den Appetit anregen und gegen Übelkeit wirken. Sprechen Sie mit Ihrem Arzt, ob Sie alkoholfreies Bier trinken müssen oder ob es ein normales Bier sein darf.

Eventuell ist es hilfreich, sich an den Tagen mit starker Übelkeit nicht mit gesunden Personen zum Essen an einen Tisch zu setzen, da möglicherweise schon der Geruch und der Anblick auf den Tellern der übrigen Personen Übelkeit auslöst. Mehrere kleine Spaziergänge an der frischen Luft helfen ebenfalls, Geruchsbelastungen zu reduzieren. Nutzen Sie auch die onkologische Ernährungsberatung, die in vielen Krebszentren angeboten wird. Hier erfahren Sie, welche Nahrungsmittel bei Übelkeit besonders geeignet sind und welche Sie lieber meiden sollten.

Da Essen ein zentrales, lebenserhaltendes Element unseres Wohlbefindens darstellt – Sie kennen sicherlich das Sprichwort »Essen hält Leib und Seele zusammen« –, kann Übelkeit auch eine starke psychische Belastung darstellen und Ihre Lebensqualität schwer beeinträchtigen. Ablenkung während der Mahlzeiten durch Musik, das Blättern in einer Zeitschrift oder einem Bildband, das Hören von Hörbüchern oder eine Phantasiereise vor oder nach der Mahlzeit sowie Entspannungstechniken können hier zusätzlich Erleichterung schaffen.

Schmerzen durch Strahlen- oder Chemotherapie

Mukositis

Die Entzündung von Schleimhäuten wird Mukositis genannt. Durch eine hochdosierte Chemotherapie kommt es vielfach zur Schädigung der Schleimhaut im Mund- und Rachenraum sowie in Speiseröhre und Magen. Bei sehr hochdosierter Behandlung, wie zum Beispiel Stammzelltransplantationen, kann sich die Entzündung durch den gesamten Darmtrakt hindurch fortsetzen. Liegt bei einer Strahlenbehandlung ein betreffendes Organ im Strahlenfeld, so kommt es auch hier zu erheblicher Entzündung der zugehörigen Schleimhaut. Wird zum Beispiel in der Mitte des Oberkörpers bestrahlt wie beim Lungenkrebs, so wird die Schleimhaut der Speiseröhre für einige Wochen sehr entzündet sein. In einem solchen Fall werden Ihnen vorbeugend Lösungen zur milden Spülung, Reinigung und Pflege der Schleimhäute verordnet, die Sie mehrmals täglich anwenden müssen. Ziel ist es, eine zusätzliche Entzündung durch Pilze, Bakterien oder Viren zu verhindern und die Heilung zu fördern.

Nach jeder Nahrungsaufnahme müssen Sie zunächst Speisereste mit klarem Wasser aus dem Mund spülen und anschließend die Mundspüllösungen gemäß Verordnung anwenden. Die Schmerzen durch eine Mukositis können so stark werden, dass Sie sogar vor Aufnahme von weicher, säurearmer, mild gewürzter Nahrung eine Spüllösung mit einem Mittel zur örtlichen Betäubung anwenden müssen, um schlucken zu können. Sehr starke Mukositisschmerzen machen die vorrübergehende Gabe von starken Schmerzmitteln wie Opiaten notwendig, und bei stärksten Schmerzen werden Sie möglicherweise einige Tage gar nicht selbständig essen und trinken und eine Ernährung über Infusionen bekommen, damit die Schleimhäute in Ruhe abheilen können. Für den Umgang mit Mukositisschmerzen sind ebenfalls Entspannungsmethoden und Phantasiereisen mit Unterstützung eines Psychoonkologen eine Hilfe, aktive Gespräche werden Sie allerdings eher meiden, wenn das Sprechen Schmerzen an der Mund- und Rachenschleimhaut verursacht.

Polyneuropathie

Chemotherapiewirkstoffe können die Nervenendigungen in der Haut von Händen und Füßen schädigen und zu einer sogenannten Polyneuropathie, einer schmerzhaften Krankheit vieler verzweigter Nervenendigungen, führen. Vorbeugende Maßnahmen sind kaum bekannt, allerdings muss bei einer mittelgradigen Polyneuropathie bereits eine Therapieänderung überlegt werden, damit sich diese sehr beeinträchtigende Nebenwirkung zurückbilden kann.

Ist eine Polyneuropathie als Nebenwirkung zu erwarten, so sollten bereits vor Auftreten der Symptome Druck und mechanische Belastungen an Händen und Füßen vermieden werden: Tragen Sie nur weite Schuhe mit weichen Sohlen, nahtlose Polsterstrümpfe, sogenannte »Kuschelsocken« oder gepolsterte Sportsocken und Handschuhe bei »Handarbeiten«.

Behandelt wird eine Polyneuropathie mit speziellen Schmerzmitteln, die ursprünglich zur Behandlung von epileptischen Anfallsleiden entwickelt wurden. Sie können durch Unterbrechung der überschießenden Nervenerregungen spezifisch neuropathische Schmerzen lindern.

Ergänzend können Sie extrem weiche Schuhe oder Schuhsohlen ausprobieren, zum Beispiel moderne Schaumstoffschuhe (Crocs®), Gelsohlen aus dem Sportbereich, Kork, Filz usw. Auch Fuß- oder Handbäder in getrockneten Erbsen können den Schmerz lindern (siehe Kapitel 9 zum Thema Schmerzen). Auf jeden Fall ist es enorm wichtig, auch hierüber rechtzeitig mit Ihrem Arzt zu sprechen und diese Nebenwirkung zu behandeln, um Ihre Mobilität und Lebensqualität zu erhalten beziehungsweise wieder herzustellen.

Schlafstörungen

Ausreichender Schlaf ist eine wichtige Körperfunktion, damit wir uns erholen können. Je mehr Anstrengungen wir bewältigen müssen, umso wichtiger ist diese Regeneration.

Viele Menschen leiden bereits im gesunden Leben unter Schlafstörungen. Bei Krebspatienten kann es viele Ursachen geben, die den Schlaf zusätzlich stören können:

Ängste, Sorgen und depressive Reaktionen sind der Hauptgrund für Schlafstörungen. Symptome wie Schmerzen oder Übelkeit sollten soweit kontrolliert sein, dass sie den Schlaf nicht stören. Im Gegenteil kann es sogar hilfreich sein, wenn Sie über die Symptome hinweg schlafen können. Ungewohnte Umgebung, mehrere Menschen in einem Raum, unbekannte Geräusche wie zum Beispiel in Krankenhäusern erschweren den erholsamen Schlaf ebenso wie gehäuftes nächtliches Wasserlassen unter Infusionsbehandlungen.

Zusätzlich gibt es Medikamente wie zum Beispiel Cortisonpräparate, die den Körper in Anspannung und Alarmbereitschaft versetzen und deshalb den Schlaf empfindlich stören können. Cortison wird in der Onkologie zumeist zur Behandlung von Nebenwirkungen wie Übelkeit und zur Vermeidung allergischer Reaktionen für nur wenige Tage eingesetzt. Viele Patienten machen also die Erfahrung, dass sie in jedem Zyklus der Chemotherapie einige Nächte sehr wenig schlafen oder ein Schlafmittel benötigen.

Wenn Sie über längere Zeit unter gestörtem Schlaf leiden und nicht wenigstens sechs bis sieben Stunden schlafen können, sollten Sie mit Ihrem Arzt darüber sprechen. Er wird Ihnen je nach seiner Einschätzung entweder ein Schlafmedikament oder ein schlafförderndes Medikament gegen Ängste und Depressionen verordnen. Bei klassischen Schlafmedikamenten ist die Gefahr der Gewöhnung gegeben. Diese sollten deshalb nur vorübergehend, zum Beispiel während des Klinikaufenthaltes oder möglichst nur an einigen Tagen in der Woche, eingenommen werden. Antidepressiva hingegen wirken nur, wenn sie über einen längeren Zeitraum von vier bis sechs Monaten und regelmäßig jeden Tag eingenommen werden. Bei Antidepressiva besteht keine Gefahr der Abhängigkeit.

Ausreichend Bewegung, zum Beispiel ein zusätzlicher kurzer Abendspaziergang, und Entspannungstechniken (siehe Kapitel 17) wie das Autogene Training, die Progressive Muskelentspannung oder Phantasiereisen an den »Ort der Ruhe und Erholung« sind wichtige ergänzende Maßnahmen.

Sexuelle Störungen

Veränderungen des Wunsches nach Sexualität treten sehr häufig auf im Rahmen einer Krebserkrankung und dafür gibt es sehr unterschiedliche Ursachen.

Allein die psychische Belastung und die Verunsicherung durch die Krebserkrankung, die Sorge um die Gesundheit, das Leben und die Zukunft führen vielfach zum Verlust der Lust und des Verlangens nach Sexualität. In Krisenphasen des Lebens hat Zärtlichkeit und körperliche Zuwendung einen viel höheren Stellenwert als Sexualität. Auch werden häufig alle Kräfte benötigt, um die Erkrankung zu bewältigen, und für Sexualität ist erst nach Wochen oder Monaten wieder ausreichend Energie vorhanden.

Bei speziellen Erkrankungen, die die Sexualorgane von Frauen (zum Beispiel an der Scheide, am Gebärmutterhals, an der Gebärmutter, an den Eierstöcken, an der Brust) oder Männern (zum Beispiel an der Prostata, am Penis, an der Harnröhre) direkt oder indirekt (zum Beispiel an der Harnblase, am Enddarm oder durch antihormonelle Behandlungen) betreffen, entstehen durch eine Operation oder Bestrahlung Veränderungen oder Narben, die zu veränderten Empfindungen und Funktionen oder Schmerzen führen können.

Auch hier gilt wieder, dass ein vertrauensvolles Gespräch mit Ihrem behandelnden Arzt klären hilft, welche Veränderungen im Moment unabänderlich sind, welche wie behandelt werden können und welche sich ganz von allein wieder zurückbilden werden. Genauso wichtig ist aber auch ein vertrauensvolles Gespräch mit dem Partner oder der Partnerin. Reden Sie über Wünsche, Ängste, spezielle Beschwerden, Berührungen, die unangenehm sind oder Schmerzen auslösen, sowie darüber, wie Sexualität vielleicht momentan vorstellbar wäre (siehe Kapitel 19). Die direkten körperlichen Veränderungen lösen bei den Betroffenen häufig sehr viel Scham aus, vor allem wenn sie mit Funktionsverlusten, Veränderung der körperlichen Erscheinung oder Narben einhergehen. Der wichtigste Schritt in der Auseinandersetzung mit einem veränderten Körper ist das langsame schrittweise Entdecken des neuen Körpers, eventuell auch die Suche, welche Körperstellen man selbst als angenehm, hübsch, ansehnlich und erogen erlebt. In einem weiteren Schritt kann dann der Partner/die Partnerin einbezogen werden in die Entdeckung des neuen Körpers und eine neue Sexualität, die die neue Scham akzeptiert, die schmerzhafte Berührungen vermeidet und bei Funktionsverlusten gemeinsam nach neuen Wegen von sexuellem Erleben und Befriedigung sucht.

Kommt im Rahmen der Krebserkrankung eine Antihormonbehandlung zum Einsatz (zum Beispiel bei Brustkrebs oder Prostatakrebs), so treten durch den Hormonentzug typische Beschwerden wie in den Wechseljahren auf, mit Schlafstörungen, Stimmungsschwankungen, Schweißausbrüchen und Verlust der sexuellen Lust, auch Libidoverlust genannt. Die wirksamsten Möglichkeiten der Erleichterung dieser Beschwerden ist regelmäßige körperliche Aktivität in Form von Ausdauersport, eine ausgewogene Ernährung mit viel frischem Obst und Gemüse und bei Bedarf die Behandlung der Stimmungsschwankungen mit Unterstützung von Psychoonkologie und antidepressiven Medikamenten.

Allgemeine Maßnahmen

Neben den oben genannten speziellen Möglichkeiten der Behandlung von Symptomen muss gerade bei Nebenwirkungen von krebsspezifischen Therapien immer überlegt werden, ob es sich um unvermeidbare, durch die Behandlung zu erklärende Symptome handelt, wie zum Beispiel Haarverlust und Schleimhautschäden, oder ob es sich um eine gegenseitige Verstärkung von körperlichen Symptomen und psychischen Reaktionen handelt, wie es zum Beispiel bei Schmerzen, Übelkeit und Schlafstörungen häufig der Fall ist. Die Symptomverstärkung durch Sorgen, Ängste und Depressionen muss dann ergänzend zu Medikamenten durch Entspannungstechniken und psychoonkologisch spezialisierte Psychotherapie mit behandelt werden.

Sie selbst können immer wieder ausprobieren, mit welchen Mitteln Sie sich von den Symptomen ablenken können. Das gelingt jedem Menschen mit unterschiedlichen Mitteln – das kann eine kurze Lesepause, Musikhören, Fotos anschauen, ein kurzes Gespräch mit einem wichtigen vertrauten Menschen, ein kleiner Ausflug an einen Lieblingsort in der Nähe und vieles andere mehr sein. Wenn es Ihnen gelingt, nur für einige Minuten nicht an die Beschwerden, die Krankheit oder die Behandlung zu denken, haben Sie für sich etwas gewonnen.

Wie psychotherapeutische
Unterstützung
bei Krebs helfen kann

11. Psychoonkologische Unterstützung bei Krebs

JOACHIM WEIS

Wahrscheinlich haben Sie diesen Ratgeber zur Hand genommen, weil Sie entweder selbst von einer Krebserkrankung betroffen sind oder weil ein Angehöriger oder enger Freund eine Krebsdiagnose erhalten hat oder sich bereits in Behandlung befindet und Sie ihn bei der Wahl geeigneter Therapieverfahren unterstützen möchten. Neben der rein medizinischen Behandlung hat sich in den letzten Jahren die psychotherapeutische Betreuung von Krebspatienten immens weiterentwickelt. Im Fachjargon heißt dieses Arbeitsgebiet Psychoonkologie. Die Psychoonkologie untersucht, welche psychologischen Faktoren bei einer Krebserkrankung eine Rolle spielen können und wie eine Psychotherapie den betroffenen Patienten helfen kann. Hierbei arbeiten verschiedene Fachdisziplinen, unter anderem die Psychologie, die Medizin und die Pflege eng zusammen. Auf der Basis zahlreicher wissenschaftlicher Untersuchungen konnten verschiedene Unterstützungsangebote entwickelt werden, die speziell auf die psychosozialen Probleme von Tumorpatienten ausgerichtet sind. Sie reichen von Beratung bis hin zu psychotherapeutischen Behandlungsangeboten, die die Krankheitsverarbeitung der Betroffenen unterstützen und deren Lebensqualität verbessern helfen.

Die Anfänge der Psychoonkologie lassen sich in der neueren Geschichte der Medizin bis in die 50er Jahre des vergangenen Jahrhunderts zurückverfolgen. Seitdem hat sich die Psychoonkologie zunehmend in der medizinischen Versorgung etabliert. Heute sind psychoonkologische Beratungs- und Betreuungsangebote ein unverzichtbarer Bestandteil der Tumorbehandlung und werden in vielen Krankenhäusern angeboten. Im Rahmen der Zertifizierung von onkologischen Behandlungszentren wird auch ein psychoonkologisches Beratungs- und Behandlungsangebot gefordert, sodass Sie als betroffene Patienten eine psychoonkologische Beratung einfordern können.

Trotz dieser positiven Entwicklungen sind jedoch immer noch nicht in allen Krankenhäusern oder Regionen entsprechende psychoonkologische Behandlungsangebote vorhanden. Daher wird auch im Nationalen Krebsplan der Bundesregierung die weitere Verbesserung der psychosozialen Versorgung von Krebspatienten gefordert.

Die Hemmschwelle überwinden

Nach einer Krebsdiagnose, aber auch im Laufe der Behandlung oder Rehabilitation sowie während der Nachsorge einer Krebserkrankung sind psychische Probleme und Belastungen keine Seltenheit. Diese Probleme können vielfältig sein (siehe Kapitel 5). Sie können den Körper betreffen, aber natürlich auch die Seele und das Zusammenleben mit anderen. Die psychischen Probleme können so gravierend sein, dass sie sich auf alle Lebensbereiche auswirken und die Lebensqualität einschränken. Angesichts der Schwere einer Krebserkrankung ist es normal, wenn Sie phasenweise traurig sind, sich Sorgen machen oder Befürchtungen haben, wie sich alles weiterentwickeln wird. Verständnis und Unterstützung durch den Partner, die Familie oder Freunde können helfen, mit diesen Sorgen und Ängsten besser umzugehen und die eigenen Kräfte zu stärken. Allerdings können diese Reaktionen auch so stark ausgeprägt sein, dass man von einer Depression oder eine Angststörung als psychische Folge der Krebserkrankung spricht. Dann – aber nicht nur dann – ist eine spezifische psychotherapeutische Behandlung nötig (siehe Kapitel 12).

> Ich kenne mich nicht wieder. Ich bin richtig launisch geworden. Dabei möchte ich das gar nicht. Es gibt Tage, da muss nur irgendeine Kleinigkeit anders laufen, als ich es mir vorgestellt habe, dann fahre ich aus der Haut und nachher tut es mir leid. Außerdem bin ich dünnhäutiger als früher. Ganz plötzlich überfällt mich eine Angst vor all dem, was noch auf mich zukommen kann.

Mit diesen Problemen und neuen Herausforderungen umzugehen, ist für viele Krebspatienten, vielleicht auch für Sie oder für Ihre Angehörigen, nicht einfach. Vielleicht fühlen Sie sich damit auch überfordert, was erst einmal eine normale Reaktion ist. Vielleicht haben Sie auch Berührungsängste, wenn es um eine psychotherapeutische oder psychosoziale Unterstützung geht. Oftmals klären die behandelnden Ärzte auch gar nicht ausreichend über dieses Angebot auf und Patienten erfahren nichts über die Wirksamkeit von Psychotherapie bei ihrer Erkrankung. Erschwerend kommt hinzu, dass es bei Ihnen selbst auch das Bedürfnis geben kann, diese Belastungen eher herunterzuspielen aus Angst davor, dass es schlimmer werden könnte oder Sie von anderen als schwach bezeichnet werden könnten. Manche Patienten haben auch Angst davor, zusätzlich zur Krebserkrankung noch als psychisch auffällig stigmatisiert zu werden. Vielleicht kennen Sie auch Gedanken wie:

Ich lasse mir nicht anmerken, wenn ich mich schlecht fühle.

Wenn ich darüber spreche, wird es nur noch schlimmer.

Damit muss ich alleine zurechtkommen.

Dabei kann mir sowieso niemand helfen.

Solche Gedanken können dazu führen, dass psychoonkologische Hilfestellungen nicht nachgefragt oder, wenn angeboten, nicht in Anspruch genommen werden. Folgende Empfehlungen können Ihnen helfen, mit den Belastungen besser umzugehen und Hilfsangebote auch anzunehmen:

- Sprechen Sie Ihr Befinden und Ihre Stimmungsveränderungen mit den ihnen vertrauten Personen an.
- Lassen Sie andere Menschen wissen, wie Sie sich fühlen, und teilen Sie Ihre Ängste, Ihre Gedanken, Ihre Befürchtungen denjenigen Menschen mit, die Ihnen am nächsten stehen.
- Prüfen Sie was Sie eventuell. daran hindert, Ihre Stimmungen, Gedanken und Befürchtungen anderen mitzuteilen.
- Schildern Sie auch Ihrem Arzt gegenüber, wie Sie sich seelisch fühlen und vor was Sie Angst haben, damit frühzeitig erkannt werden kann, ob Sie spezielle Hilfe brauchen.

Vor allem Männer haben im Laufe ihres Lebens oftmals nicht gelernt, über ihr seelisches Befinden zu sprechen und sich anderen mitzuteilen, weil sie ein solches Verhalten mit dem traditionellen Männerbild oder der klassischen Rolle des Mannes vermeintlich nicht in Einklang bringen können oder es sogar als Schwäche ansehen. Doch gerade das Gegenteil ist der Fall. Wer darüber sprechen kann, wie er sich fühlt, wer die eigenen Ängste und Sorgen ausdrückt und Stimmungen mitteilt, zeigt damit keine Schwäche, sondern er arbeitet aktiv an seiner Entlastung und erschließt sich neue Lösungswege. Wissenschaftliche Studien haben gezeigt, dass diese Strategien eine erfolgreiche Krankheitsverarbeitung unterstützen können.

Psychoonkologische Unterstützung bei Krebs: Welche Möglichkeiten gibt es?

Psychoonkologische Unterstützungsangebote bei einer Krebserkrankung sind heute breitgefächert und richten sich nach Ihrem persönlichen Bedarf und den jeweiligen Problemen. Man kann diese Angebote grundsätzlich abstufen nach Art und Intensität. Das Spektrum reicht von Informationsangeboten und Beratungsgesprächen über die Psychoedukation bis hin zu den verschiedenen Formen von Psychotherapie im engeren Sinne. Diese wiederum kann man ebenfalls unterscheiden, zum Beispiel nach ihrer äußeren Form (Einzeltherapie, Paartherapie oder Gruppentherapie), danach, ob sie überwiegend verbal oder non-verbal (zum Beispiel Entspannungstherapie, Kunsttherapie) abläuft, ob sie stationär in einem Krankenhaus stattfindet oder ambulant in einer Praxis, und nach ihrer theoretischen Ausrichtung (zum Beispiel verhaltenstherapeutische versus tiefenpsychologische Ausrichtung). Wir werden in den nächsten Kapiteln noch ausführlich auf alle Formen von psychoonkologischer Unterstützung eingehen.

Um Ihren persönlichen Bedarf feststellen zu können, sollten Sie zunächst eine individuelle psychosoziale Information und Beratung aufsuchen. Dort können Sie im Gespräch mit einem Psychoonkologen Ihre Probleme und Anliegen besprechen und erfahren, welche der Angebote für Sie vor Ort vorhanden sind und was am besten für Ihre individuelle Situation passt. Psychoonkologische Hilfsangebote werden heute mit unterschiedlichen Schwerpunkten sowohl im Bereich der Akutversorgung im Krankenhaus als auch in der stationären Rehabilitation sowie in der ambulanten Nachsorge angeboten. Welche Form der oben genannten Hilfsangebote für Sie in Frage kommt, richtet sich nach Ihren individuellen Bedürfnissen, die Sie in einem Beratungsgespräch gemeinsam mit einer psychosozialen

Fachkraft oder einem Therapeuten besprechen können. Manchmal werden Sie gebeten, dazu einen Fragebogen auszufüllen, mit dem Ihre Belastungen detailliert abgefragt werden. Dies stellt eine zusätzliche Hilfe für den Berater dar, um Ihren persönlichen Bedarf besser abschätzen zu können.

Eine psychosoziale Beratung kann eine erste Orientierungshilfe geben und reicht in vielen Fällen oft schon aus, die Krankheit besser zu bearbeiten, die Selbstheilungskräfte zu stärken oder die eigenen Ressourcen zu fördern. Ob weitere Angebote hilfreich sein können, lässt sich sehr rasch abklären. Da häufig auch die Angehörigen durch die Gesamtsituation sehr stark belastet sind, richten sich diese Beratungs- und Unterstützungsangebote auch an die Partner oder andere Familienmitglieder, die allein mit dem Partner oder den Angehörigen oder auch als Paar- oder Familienberatung durchgeführt werden können.

Entspannungsverfahren und können Ihnen und Ihren Angehörigen helfen, emotionale Anspannung abzubauen und das eigene Wohlbefinden gezielt zu beeinflussen. Entspannungsverfahren sind leicht erlernbar und können auch in einer Gruppe vermittelt werden. Nach einer Einführung und einigen angeleiteten Übungsstunden unter professioneller Anleitung können Sie ein Entspannungsverfahren in Eigenregie fortführen.

Imaginative Verfahren sind gedankliche Vorstellungen (zum Beispiel sogenannte Phantasiereisen), die auch der Entspannung dienen (siehe hierzu auch Kapitel 17).

Psychoedukative Angebote, die häufig auch Patientenschulung genannt werden, dienen dazu, Ihnen spezielle Informationen zu Ihrer Krankheit, zu den Möglichkeiten der Gesundheitsförderung, zu einem angemessenen Umgang mit Stress, zu Hilfen für die Krankheitsbewältigung und zur besseren Kommunikation über ihre Bedürfnisse während der Erkrankung zu vermitteln. Angebote der Patientenschulung beinhalten oft auch praktische Übungen oder Hausaufgaben, sodass Sie das neu Erlernte im Alltag ausprobieren können.

Eine ambulante Psychotherapie wird für Krebspatienten über niedergelassene Fachärzte für Psychosomatische Medizin und Psychotherapie beziehungsweise ärztliche oder psychologische Psychotherapeuten angeboten. Hierbei ist darauf zu achten, dass die genannten Fachkräfte über eine entsprechende psychoonkologische Zusatzqualifikation verfügen. In manchen Regionen bieten auch Krankenhäuser und onkologische Schwerpunktpraxen ambulante psychoonkologische Beratung und Psychotherapie für Krebspatienten und ihre Angehörigen an (siehe auch Kapitel 12).

Künstlerische Therapieverfahren wie Musik-, Kunst- oder Tanztherapie sind hilfreiche Angebote, um über nichtsprachliche, künstlerische Mittel Ihre Belastungen ausdrücken zu können. Kreatives Schaffen mit Hilfe einfacher Materialien und Techniken kann Ihnen dabei helfen, Ihr seelisches Gleichgewicht wiederzufinden und gesunde innere Anteile wieder stärker spüren zu können. Künstlerische Therapieverfahren werden vorrangig in Rehabilitationskliniken oder im ambulanten Nachsorgebereich angeboten. Die einzelnen Angebote werden in den nachfolgenden Kapiteln ausführlich beschrieben (siehe Kapitel 12–17).

Wo finden Sie Rat und Hilfe?

Die psychoonkologischen Unterstützungsangebote im Krankenhaus werden durch psychoonkologische Fachkräfte angeboten. In allen zertifizierten Zentren (Organzentren wie Brustzentren, gynäkologische Krebszentren, Darmzentren, Prostatakarzinomzentren, Lungenkrebszentren, Hauttumorzentren oder onkologische Zentren) müssen entsprechende psychoonkologische Beratungsangebote vorhanden sein. Sollten Sie oder Ihr Angehöriger sich in einer solchen Situation und Einrichtung befinden, können Sie beim Arzt oder beim Krankenpflegepersonal danach fragen (»Gibt es hier psychoonkologische Unterstützung?«, oder: »Kann ich bei Ihnen mit einem Psychoonkologen sprechen?«) Die psychoonkologische Unterstützung im Krankenhaus kann für Sie eine wichtige Hilfe bei der Verarbeitung der Mitteilung der Diagnose sein und Ihnen eine wichtige Orientierung bei den anstehenden Behandlungen geben. Gerade in dieser Phase kann auch ein Gespräch gemeinsam mit Ihrem Partner oder anderen Familienangehörigen hilfreich sein.

Im Bereich der Rehabilitation (stationär, teilstationär oder ambulant) sind in allen onkologischen Rehabilitationskliniken psychoonkologische Fachkräfte vorhanden. Die Schwerpunkte liegen hier im Bereich der Beratung, Psychoedukation, Vermittlung von Entspannungstechniken und Kurzzeit-Psychotherapie. Für die im Erwerbsleben stehenden Patienten kann auch eine psychologische Hilfe bei der beruflichen Reintegration und Wiedererlangung der Erwerbsfähigkeit wichtig sein. Für die sozialrechtlichen Fragen und Hilfen sind die Sozialdienste zuständig. Wenn bei Ihnen Funktions- und Fähigkeitsstörungen vorliegen, wie zum Beispiel neuropsychologische Leistungseinschränkungen, können zusätzlich entsprechende Angebote hilfreich sein. Auch zusätzliche Schmerztherapie kann sinnvoll sein. Wenn Ihnen ein psychoonkologisches Gespräch nicht automatisch angeboten wurde, fragen Sie nach, ob Sie einen Termin mit einem Psychoonkologen erhalten können. Es ist sinnvoll, dieses Gespräch möglichst frühzeitig einzufordern.

Die stationären Rehabilitationsmaßnahmen sind von den Rentenversicherungen auf 21 Tage begrenzt, auf Antrag können sie um eine Woche verlängert werden. Wenn Sie sozialrechtlichen Fragen haben, können Sie sich an die Sozialdienste der Krankenhäuser und Rehabilitationskliniken wenden. Diese beraten Sie zu allen relevanten Bereichen der Sozialgesetzgebung. Inhalte der Sozialberatung sind Hilfen zur Bewältigung der Krankheitsfolgen, Rehabilitationsmaßnahmen, sozialrechtliche Fragen, Versorgungsfragen, wirtschaftliche Probleme und Fragen, die die Teilhabe am Arbeits- und gesellschaftlichen Leben betreffen. In den Rehabilitationskliniken liegt häufig ein Schwerpunkt auf Fragen der beruflichen Wiedereingliederung.

Da der stationäre Krankenhausaufenthalt heute durch die veränderten Rahmenbedingungen auf das Notwendigste begrenzt wird, bedeutet dies für viele Patienten, dass sie ihre psychosozialen Bedürfnisse erst während der ambulanten Behandlung oder in der Nachbetreuung bewusst wahrnehmen. Eine zentrale Anlaufstelle sind daher die psychosozialen Krebsberatungsstellen, die Ihnen ein leicht zugängliches, kurzfristig verfügbares und kostenfreies Beratungsangebot zur Verfügung stellen. Dieses gilt auch für Ihre Angehörigen in allen Phasen der Erkrankung. Psychosoziale Krebsberatungsstellen bieten sowohl sozialrechtliche als auch psychoonkologische Hilfestellungen und dienen auch der Vermittlung in weiterführende Angebote wie zum Beispiel Selbsthilfegruppen, Fachärzte, Psychotherapeuten, Palliativeinrichtungen. Informationen über die nächstgelegene Beratungsstelle können Sie über den Krebsinformationsdienst in Heidelberg in Erfahrung bringen.[22]

Darüber hinaus bieten Ihnen auch die Haus- und Fachärzte im Rahmen der sogenannten »psychosomatischen Grundversorgung« eine erste psychosoziale Unterstützung und können Ihnen im Bedarfsfall weiterführende Hilfen vermitteln.

Neben den professionellen Unterstützungsangeboten können auch Selbsthilfegruppen sinnvoll sein. Für viele Krebspatienten ist der Kontakt mit einer Selbsthilfegruppe und die Möglichkeit des

Austauschs mit Gleichbetroffenen hilfreich. In der Regel hat man dort geringere Hemmungen, über seine Probleme zu sprechen, man fühlt sich von den Gleichbetroffenen gut verstanden und respektiert und kann viele hilfreiche Informationen, Adressen und Ratschläge bekommen. Selbsthilfegruppen organisieren regelmäßige Gruppentreffen, veranstalten Fortbildungen, organisieren aber auch Besuchsdienste im Krankenhaus. Es gibt jedoch auch Patienten, die sagen, dass sie nicht auch noch das Leid anderer Patienten anhören wollen. Es ist immer eine sehr individuelle Entscheidung. Wenn Sie diesbezüglich unsicher sind, nehmen Sie einfach einmal Kontakt auf oder gehen Sie einmal zur Probe zu einem der Gruppentreffen. Die eigene Erfahrung ist wichtig und kann durch keine Ratschläge von anderen ersetzt werden. Denn auch in Umgang mit den Belastungen einer Krebserkrankung können die persönlichen Bedürfnisse sehr unterschiedlich sein.[23]

Psychoonkologische Unterstützungs- und Behandlungsangebote sind heute feste Bestandteile der modernen Krebsbehandlung und können Ihnen und Ihren Angehörigen helfen, die Krankheit zu verarbeiten und die Lebensqualität zu verbessern. »Psychoonkologie« hat nichts mit Psychiatrie, Verrücktsein oder Schwäche zu tun. Im Gegenteil! Warum sollten Sie therapeutische Hilfe nicht in Anspruch nehmen, wenn Sie Ihnen helfen kann, eine schwierige Zeit gut zu überstehen oder sogar für sich zu nutzen?

Die therapeutischen Möglichkeiten sind sehr vielfältig. Damit Sie das für Sie richtige Angebot finden können, sollten Sie sich frühzeitig um ein psychosoziales Beratungsgespräch kümmern. Heute gibt es in allen zertifizierten Zentren der Krebsbehandlung entsprechende Fachkräfte, die den Patienten und Angehörigen Orientierungshilfen geben können.

12. Psychotherapeutische Unterstützung

KATRIN REUTER

Was bedeutet der Begriff Psychotherapie?

Der Begriff »Psychotherapie« könnte bei Ihnen verschiedenste Reaktionen auslösen, die von Hoffnung auf Hilfe bis zu Ablehnung und Angst reichen. Bis heute gibt es eine Reihe gesellschaftlicher Vorurteile, die Psychotherapie mit einem weltfremden Zufluchtsort verbinden und ihr Aufsuchen mit persönlichem Versagen gleichsetzen.

Ganz allgemein bedeutet Psychotherapie jedoch die »Behandlung der Seele«. Es ist eine professionelle Maßnahme, die Menschen dabei hilft, ihre Probleme zu lösen. Dazu treten der Psychotherapeut und der Patient miteinander in Beziehung. Über den Zeitraum der Therapie kommen je nach Therapieschule verschiedene Gesprächsformen, Übungsmethoden und Techniken zum Einsatz. Ziel ist es, das Leiden des Patienten zu mindern, indem sein Denken, Fühlen und Verhalten positiv beeinflusst werden.

Mit Psychotherapie werden innerhalb unseres Gesundheitssystems psychische und psychosomatische Störungen (zum Beispiel Depressionen, Angststörungen, Übergewicht) behandelt. Psychotherapie ist somit eine Krankenbehandlung und wird in Deutschland von den Krankenkassen finanziert. Bei vielen psychischen Störungen kann es sinnvoll sein, zusätzlich zur Psychotherapie, eine Behandlung mit Medikamenten (zum Beispiel Antidepressiva) vorzunehmen. Dafür sind die Psychiater die Fachärzte, aber auch viele Hausärzte kennen sich mit den gängigen Psychopharmaka aus.

Auch unabhängig von einer psychischen Störung kann Psychotherapie hilfreich und sinnvoll sein. In einer schwierigen Lebenssituation wie die einer Krebserkrankung kann Ihnen Psychotherapie guttun. Psychotherapie kann zwar den Krebs nicht heilen, aber sie unterstützt Sie, einen positiven Umgang mit der Erkrankung und ihren Behandlungen zu finden und kann dadurch Einfluss auf Ihre Gesundheit nehmen. Psychotherapie hilft Ihnen, behindernde Lebensgewohnheiten (zum Beispiel zu viel zu arbeiten) und einengende Verhaltensweisen (zum Beispiel sich immer erst um andere zu kümmern, erst dann um sich selbst) zu verändern. Außerdem ist Psychotherapie dazu da, Ihnen zu helfen, eigene Potentiale und Kraftquellen zu entdecken sowie Ihr Leben sinnvoll zu gestalten. Insgesamt hat Psychotherapie also das Ziel:

- Ihnen zu helfen, seelisch gesund zu werden und Sie in persönlichen Veränderungs- und Wachstumsprozessen zu begleiten.
- Sie bei belastenden Ereignissen frühzeitig zu unterstützen und Sie davor zu schützen, dass sich psychische Störungen (zum Beispiel eine Depression) entwickeln oder verfestigen.

Psychotherapie basiert auf dem Wissen der Medizin, der Psychologie und der Sozialwissenschaften und setzt die Erkenntnisse aus diesen Wissenschaften praktisch um. Psychotherapeuten haben eine mehrjährige Ausbildung absolviert, die zu einer staatlich anerkannten Prüfung führt und ihnen erlaubt, diesen Heilberuf auszuüben (»Approbation«). Sie sind Fachleute dafür, die psychischen Beschwerden diagnostisch einzuschätzen und psychische Veränderungen zu erreichen (siehe Kapitel 13).

Wann ist Psychotherapie für Sie empfehlenswert?

Jeder Mensch erlebt im Laufe seines Lebens Krisen und hat die unterschiedlichsten Probleme. Die allermeisten davon können alleine bewältigt werden. Häufig sind gute Gespräche und die Unterstützung von Familie und Freunden hilfreich und ausreichend. Spüren Sie jedoch, dass dies nicht oder nicht mehr der Fall ist, sollten Sie professionelle Hilfe aufsuchen.

Die Krebserkrankung ist für die meisten Menschen ein einschneidendes Ereignis. Sie fordert uns heraus und manchmal überfordert sie uns auch. Sie beeinflusst unsere Stimmungen, erschöpft uns physisch wie psychisch und führt zu Schmerzen und Ängsten. Das alles sind normale Reaktionen auf eine außergewöhnliche Lebenserfahrung. Hier kann Psychotherapie helfen. Tabelle 1 führt einige Fragen auf, anhand derer Sie prüfen können, ob eine Psychotherapie für Sie ratsam ist. Nach den Psychotherapie-Richtlinien, die regeln, wie Psychotherapie in Deutschland durchgeführt wird, wird sie in diesen Fällen von den Krankenkassen finanziert.

Auch für Angehörige kann die Begleitung eines an Krebs erkrankten, nahestehenden Familienmitgliedes schwierig sein. Deshalb können auch sie von professioneller Hilfe profitieren. Insbesondere wenn Angehörige einerseits helfen und unterstützen wollen, aber andererseits an eigene Grenzen stoßen, kommt es häufig zu innerer Anspannung, Schuldgefühlen und Überforderung. Psychotherapie hilft in diesen Fällen, die Beziehungen neu zu gestalten, die psychische Belastung der Angehörigen zu reduzieren und Trauer und Abschied zu begleiten.

Wichtig für eine Psychotherapie sind der Wunsch nach Veränderung und die Bereitschaft, sich mit sich selbst zu beschäftigen. Sie sollten auch etwas Geduld mitbringen, denn psychische Veränderungsprozesse brauchen Zeit und es geht niemals alles sofort. Möglicherweise verschlechtert sich durch die Auseinandersetzung mit schmerzlichen Themen zunächst Ihre Stimmung oder Sie erleben, dass Ihre Familie verunsichert ist. Dennoch hat sich gezeigt, dass Menschen häufig schon in den ersten Sitzungen deutliche Entlastung erfahren und neue Sichtweisen und Problemlösungen erarbeiten können.

Folgende Fragen können helfen für sich zu prüfen, ob eine Psychotherapie in Frage kommt:[24]
- Sind Gespräche mit Freunden oder Familie nicht mehr hilfreich oder ausreichend?
- Habe ich starke Ängste und mache mir viele Sorgen?
- Ist auch meine Familie von der Situation deutlich beeinträchtigt?
- Ist es in der Partnerschaft oder Familie schwierig geworden, miteinander zu sprechen und sich zu verstehen?
- Habe ich zusätzlich zur Krebsdiagnose weitere schmerzliche oder belastende Erlebnisse zu verkraften?
- Bin ich anhaltend traurig und niedergeschlagen?
- Bin ich verzweifelt und weiß nicht, wie mein Leben weitergehen soll?
- Verspüre ich nur noch wenig Interesse und Freude?
- Fällt es mir schwer, mich zu konzentrieren?
- Schlafe ich schlecht?
- Kann ich meine tägliche Arbeit nur noch mit Mühe verrichten?
- Geht es mir so schlecht, dass es mir schwer fällt, die Tumortherapien fortzusetzen?
- Grüble ich viel oder stelle fest, dass meine Gedanken unruhig kreisen, insbesondere nachts?
- Habe ich Selbstmordgedanken?
- Hatte ich früher psychische Störungen, die jetzt wieder auftreten könnten?
- Bin ich wütend, aggressiv, nervös, gereizt und kenne mich so nicht?

- Bin ich zutiefst verunsichert und stelle mir Fragen über mein Leben, den Tod und was jetzt wirklich wichtig ist?

Was können Sie von einem Psychotherapeuten erwarten?

Das Besondere an Psychotherapie ist, dass es sich nicht um Gespräche handelt, wie wir sie aus unserem Alltag mit Familie und guten Freunden kennen. Im psychotherapeutischen Gespräch sind die Rollen und Aufgaben von Psychotherapeut und Klient oder Patient klar bestimmt. Der Psychotherapeut ist mit seinem Wissen und seiner Erfahrung für die Lösung Ihrer Probleme da, wird jedoch keine fertigen »Rezepte« ausstellen. Sie haben die Zeit, sich ganz auf sich zu konzentrieren. Im Gespräch mit dem Therapeuten formulieren Sie Ihre Gedanken und geben Ihren Gefühlen Raum. Mit seiner Unterstützung lernen Sie, sich selbst besser zu verstehen und dort, wo notwendig, aktiv Veränderungen in Ihrem Leben einzuleiten.

Dazu ist eine vertrauensvolle Beziehung zum Psychotherapeuten notwendig. Sie soll in den ersten fünf bis acht Sitzungen, den sogenannten probatorischen Sitzungen, aufgebaut werden. Während dieser ersten Phase ist es zum einen Aufgabe des Psychotherapeuten, Sie kennenzulernen und sich ein Bild Ihrer Lebenssituation und Ihrer Problematik zu machen. Zum anderen wird er Sie über seine Arbeitsweise informieren, die je nach Therapieschule variieren kann. Gemeinsam mit Ihnen sollte er feststellen, ob Psychotherapie zu diesem Zeitpunkt das geeignete Verfahren für Ihr Anliegen ist. Es ist wichtig darauf zu achten, ob Sie sich in diesen ersten Sitzungen ausreichend wohl und sicher fühlen, um auch schwierige oder unangenehme Themen ansprechen zu können. Sollte dies nicht der Fall sein oder ist Ihnen der Therapeut gar unsympathisch, ist es ratsam, noch weitere Therapeuten aufzusuchen. Manchmal ist auch das Geschlecht des Psychotherapeuten von Bedeutung, um sich anvertrauen zu können. Psychotherapeuten unterliegen der Schweigepflicht, das heißt, es ist ihnen verboten, persönliche Informationen über Sie ohne Ihr ausdrückliches Einverständnis an andere weiterzugeben.

13. Wege zum geeigneten Psychotherapeuten

SUSANNE SINGER

Wer sind geeignete Psychotherapeuten?

Die Berufsbezeichnung »Psychotherapeut« ist geschützt und darf nur von Personen geführt werden, die staatlich für die Ausübung dieses Heilberufes anerkannt sind. Dies stellt einen gewissen Schutz vor unseriösen Angeboten in der Psychotherapie dar. Geeignete Psychotherapeuten sind Menschen, die gute Psychotherapie anbieten, also seriös und professionell arbeiten, und zu denen der Ratsuchende Vertrauen hat.

Das erste Kriterium, die Seriosität, ist für Sie vielleicht schwer zu beurteilen. Als Richtschnur können aber folgende Kriterien gelten:

1. Die Methode, die der Therapeut anbietet, sollte wissenschaftlich überprüft und ihre Wirksamkeit belegt sein (siehe Tabelle unten).
2. Der Therapeut muss in dieser Methode eine fundierte und abgeschlossene Ausbildung durchlaufen haben; in der Regel dauert diese mindestens drei Jahre.

Einige Psychotherapie-Methoden werden von den Krankenkassen bezahlt, die Patienten müssen hier also nicht selbst bezahlen. Diese Methoden nennt man auch »Richtlinien-Verfahren«, sie sind ebenfalls in der nachfolgenden Tabelle aufgelistet.

Wissenschaftlich überprüfte psychotherapeutische Methoden und Richtlinienverfahren

	wissenschaftlich belegt	Richtlinien-Verfahren
Tiefenpsychologisch fundierte Psychotherapie	×	×
Analytische Psychotherapie/Psychoanalyse	×	×
Verhaltenstherapie	×	×
Gesprächspsychotherapie	×	
Gestaltpsychotherapie	×	

	wissenschaftlich belegt	Richtlinien-Verfahren
Systemische Therapie	×	
Interpersonelle Psychotherapie	×	
Hypnotherapie	×	

Im Allgemeinen können Sie davon ausgehen, dass Methoden, die in der Tabelle nicht enthalten sind, wissenschaftlich nicht gut belegt sind. Die wissenschaftliche Prüfung erfolgt durch den »Wissenschaftlichen Beirat Psychotherapie«. Dessen Stellungnahmen können Sie auch im Internet nachlesen.[25] Für Krebspatienten ist außerdem wichtig zu wissen, dass die Psychotherapeuten eine Zusatzausbildung in »Psychosozialer Onkologie« absolvieren können. Therapeuten mit dieser Zusatzausbildung kennen sich besser mit Krebserkrankungen und den damit zusammenhängenden spezifischen Problemen und Belastungen (Operationsfolgen, Chemotherapiemethoden usw.) aus.

Ob das zweite Kriterium – Vertrauen zum Therapeuten – erfüllt wird, hängt auch von den ganz persönlichen Einstellungen und Eigenschaften ab. Am besten lässt sich das in einem gemeinsamen Gespräch feststellen. Das heißt, Sie sollten einfach einen unverbindlichen Termin vereinbaren und sich danach fragen: Wie war die »Chemie« zwischen uns? Kann ich mir vorstellen, zu diesem Menschen Vertrauen aufzubauen?

Wo und wie finden Sie einen Psychotherapeuten?

Es gibt sehr viele verschiedene Möglichkeiten, einen geeigneten Psychotherapeuten zu finden. Natürlich können Sie sich an einen Arzt Ihres Vertrauens wenden und um eine Empfehlung bitten. Wenn Sie in einer größeren Klinik oder einem Krebszentrum behandelt wurden, hatten Sie möglicherweise Kontakt zu einem Psychoonkologen, der Ihnen Adressen von niedergelassenen Psychotherapeuten vermitteln kann.

Eine Krebsberatungsstelle, wie es sie heute in vielen Städten gibt, kann auch eine gute erste Anlaufstelle für Sie sein, um zu spezifischen Fragen Ihrer Krebserkrankung Antworten zu erhalten. Adressen von Krebsberatungsstellen finden Sie beim Krebsinformationsdienst DKFZ Heidelberg[26] oder bei der Deutschen Krebshilfe (DKH Krebsberatungsstellen)[27]. Die Krebsberatungsstellen können Ihnen meist dabei helfen, einen geeigneten Psychotherapeuten zu finden.

Eine weitere Möglichkeit besteht darin, bei der Kassenärztlichen Vereinigung des jeweiligen Bundeslandes nach einer Liste von Therapeuten zu fragen. Meist findet man diese Listen frei verfügbar auch im Internet. Allerdings muss man bedenken, dass in diesen Listen nur die Therapeuten enthalten sind, die ein Richtlinienverfahren (siehe oben) anbieten.

Oftmals findet man über die örtlichen Krebsberatungsstellen Adressenlisten, die auch noch weitere Therapeuten enthalten.

Eine zusätzliche Möglichkeit sind die Listen, die vom Krebsinformationsdienst[28] erstellt werden. Hier ist dann auch aufgeführt, ob der Therapeut eine psychoonkologische Zusatzausbildung abgeschlossen hat oder nicht.

Bei der Deutschen Arbeitsgemeinschaft für Psychosoziale Onkologie[29] können Sie ebenfalls nach Postleitzahlen sortiert erfahren, ob ein Psychotherapeut bei Ihnen in der Nähe verfügbar ist.

Bis wann müssen Sie sich entscheiden?

Normalerweise entscheiden Sie gemeinsam mit Ihrem Therapeuten nach den ersten zwei bis drei Gesprächen, ob Sie eine Therapie bei ihm oder ihr machen möchten. Diese ersten Gespräche werden »probatorische Sitzungen« genannt, das bedeutet so viel wie »Probesitzungen«. Bis zu fünf solcher probatorischer Sitzungen werden von der Krankenkasse bezahlt – zusätzlich zum Erstgespräch. Sie müssen also nicht schon gleich nach dem ersten Termin wissen, ob Sie bei diesem Therapeuten bleiben möchten oder nicht. Lassen Sie sich Zeit bei Ihrer Entscheidung und besprechen Sie das Ergebnis mit Ihrem Therapeuten. Teilen Sie ihm auch Bedenken oder Befürchtungen mit, die Sie vielleicht haben.

Wie schnell bekommen Sie einen Therapieplatz?

Leider gibt es in Deutschland nicht genügend Psychotherapeuten. Dadurch müssen Sie womöglich recht lang auf einen Therapieplatz warten. Vor allem auf dem Land ist das ein echtes Problem. In Brandenburg zum Beispiel muss man durchschnittlich 19 Wochen warten, bis man überhaupt einen ersten Termin bei einem Therapeuten bekommt.[30] Wenn Sie aber wegen Ihrer Krebserkrankungen in eine psychische Krise geraten sind, können Sie vielleicht nicht so lang warten. Was können Sie also tun, um schneller an einen Therapieplatz zu kommen?

- Wenden Sie sich an Ihren behandelnden Arzt und fragen Sie, ob er Therapeuten kennt, die er anrufen könnte.
- Wenden Sie sich an eine Krebsberatungsstelle in Ihrer Nähe. Dort hat man Kontakte zu niedergelassenen Therapeuten und kann Ihnen helfen, schneller einen Termin zu bekommen.
- In einigen Krebsberatungsstellen sind Psychotherapeuten angestellt, hier bekommen Sie in der Regel einen Termin innerhalb weniger Wochen.
- Manche onkologischen Schwerpunktpraxen ermöglichen es, direkt in der Praxis ein Erstgespräch mit einem Psychotherapeuten durchzuführen. Fragen Sie, ob dies bei Ihrem Arzt möglich ist.
- Erkundigen Sie sich in Ihrem Krankenhaus, ob dort ambulante Psychotherapien durchgeführt werden oder ob es Verträge mit niedergelassenen Therapeuten gibt.

Sollten Sie in einer Gegend wohnen, wo es sehr wenige Therapeuten gibt, die nach einem Richtlinienverfahren (siehe oben) behandeln, dann bezahlt die Krankenkasse auf Antrag auch andere Formen von Psychotherapie. Sie müssen allerdings nachweisen, dass Sie sich mehrfach vergeblich um ein Erstgespräch bemüht haben. Bitte wenden Sie sich in einem solchen Fall an Ihre Krankenkasse, um genau zu klären, welche Unterlagen Sie dafür benötigen.

Ambulante oder stationäre Psychotherapie?

Für die meisten psychischen Probleme und Anliegen, die während oder nach einer Krebserkrankung auftauchen, genügt eine ambulante Psychotherapie. Das bedeutet, Sie wenden sich dafür an einen niedergelassenen Psychotherapeuten oder an eine Krebsberatungsstelle, die Psychotherapie anbietet. Meistens werden Sie dann ein Gespräch pro Woche führen. Nach den sogenannten probatorischen Sitzungen (siehe oben) muss ein Antrag an die Krankenkasse gestellt werden. Darum kümmert sich Ihr Psychotherapeut. Die Länge einer Psychotherapie hängt außer von der Problemstellung und psychischen Symptomatik auch von der Therapiemethode ab, nach der Ihr

Psychotherapeut arbeitet. Wenn ein Therapieantrag genehmigt wurde, stehen Ihnen mindestens 25 Sitzungen zur Verfügung. Eine Therapiesitzung beträgt in der Regel 50 Minuten und findet in den meisten Fällen einmal wöchentlich statt. Es können individuell aber auch andere Sitzungsfrequenzen vereinbart werden. Nur in der klassischen Psychoanalyse wird die Psychotherapie im Liegen auf einer Couch durchgeführt. Alle anderen Therapien finden im Sitzen statt, wobei Sie den Therapeuten sehen und sich mit ihm direkt unterhalten. Ausführliche Beschreibungen über die formalen Aspekte einer Psychotherapie und ihre Behandlungsmethoden kann Ihnen die Broschüre »Wege zur Psychotherapie« (2012) der Bundespsychotherapeutenkammer (BPtK) geben.[31]

Manchmal spitzen sich Problemlagen aber auch zu, sodass es ratsam ist, aus dem Alltagsleben einmal herauszugehen und sich stationär behandeln zu lassen. Dies ist einerseits im Krankenhaus möglich – entweder vollstationär oder tagesklinisch – oder in einer psychosomatischen Fachklinik oder Rehabilitationsklinik. Auch bei bestimmten Problemen wie zum Beispiel Schmerzen, die nicht durch körperliche Ursachen erklärt werden können und die womöglich durch psychische Probleme verstärkt oder aufrecht erhalten werden, ist eine stationäre Psychotherapie zu erwägen. Sie sollten dies möglichst gemeinsam mit Ihrem Arzt oder Psychotherapeuten besprechen. Wenn das bei Ihnen nicht möglich sein sollte, dann können Sie sich auch direkt in den Kliniken melden.

14. Psychoedukation

JOACHIM WEIS

Was versteht man unter Psychoedukation?

Psychoedukative Angebote wurden als Hilfestellung für Patienten mit verschiedenen chronischen Erkrankungen entwickelt, um sie im Umgang mit der Erkrankung sowie den Folgen der Behandlung zu unterstützen. Häufig wird auch der Begriff »Patientenschulung« verwendet. Auch für Krebspatienten wurden Programme für Patientenschulungen entwickelt. Kennzeichen einer Patientenschulung ist die schriftliche Festlegung von Lernzielen und die Beschreibung der konkreten Vorgehensweisen. In einer Patientenschulung werden Informationen vermittelt, aber auch Übungen mit Anleitungen oder Arbeitsblättern als Hausaufgaben durchgeführt oder praktische Tipps gegeben. Darüber hinaus werden auch praktische Übungen angeboten, zum Beispiel Entspannungsverfahren gelernt. Zu diesen gehören das Autogene Training, die Progressive Muskelentspannung oder auch die gelenkte Imagination (siehe Kapitel 17). Insgesamt sind psychoedukative Angebote so gestaltet, dass die Teilnehmer sich möglichst aktiv mit den Inhalten auseinandersetzen und sich untereinander austauschen können. Psychoedukative Angebote lassen sich sowohl im Einzelkontakt als auch in einer Gruppe durchführen.

Wie können psychoedukative Angebote Ihnen helfen?

Psychoedukative Angebote vermitteln Ihnen Informationen zu ausgewählten Aspekten Ihrer Erkrankungssituation und geben Ihnen die Möglichkeit, sich mit anderen Erkrankten auszutauschen. Sie bieten somit eine Unterstützung für Ihre Krankheitsverarbeitung.

So lernen Sie beispielsweise konkrete Strategien zur Stressbewältigung, um krankheits- oder behandlungsbezogene Belastungen zu reduzieren oder über schwierige Gefühle wie Hilflosigkeit, Ängste oder Niedergeschlagenheit zu sprechen.

Neben diesen übergeordneten Zielen lässt sich eine Reihe von spezifischen Zielen benennen.

Psychoedukative Angebote zielen darauf ab:

- Ängste, Gefühle der Depressivität, Hilflosigkeit und Hoffnungslosigkeit zu reduzieren,
- Ihre eigenen Gefühle wie zum Beispiel Angst, Wut, Trauer auszudrücken und anderen gegenüber zu äußern,
- Ihr Selbstwertgefühl und Ihre Einstellung zur Krebserkrankung zu verbessern,
- die Möglichkeiten zu entdecken, wie Sie ihre Gesundheit durch Ernährung, Bewegung und Stärkung Ihrer persönlichen Ressourcen und seelischen Gesundheit verbessern können,
- Ihre Kommunikation mit dem/der Partner/in und nahe stehenden Personen, aber auch mit dem medizinischen Personal (Arzt und Pflege) zu verbessern,
- Ihnen zu helfen, sich in den neuen Situation der Krebserkrankung besser zu orientieren und neue realistische Lebensziele zu entwickeln,
- Ihre Fähigkeit zur Selbsthilfe und Ihre Selbstkontrollstrategien zu stärken,
- Sie bei Fragen zu Ihrer beruflichen Situation zu unterstützen und Ihnen zu helfen, wie Sie den Alltag gut bewältigen können,
- Sie bei der Auseinandersetzung mit den Ängsten und Sorgen bezüglich Sterben und Tod zu unterstützen.

Wie können Sie von psychoedukativen Gruppenangeboten profitieren?

Psychoedukation wird häufig als Gruppenangebot durchgeführt, da in einer Gruppe die Betroffenen sich wechselseitig besser unterstützen können. Sie können dabei die Erfahrung machen, dass andere Patienten mit den gleichen Problemen zu kämpfen haben und sich gemeinsam leichter Wege und Lösungen finden lassen. Über die Rückmeldungen der anderen Patienten können Sie Ihre eigenen Einstellungen und Ihren Umgang mit der Erkrankung und den damit verbundenen Belastungen überprüfen und neue Sichtweisen und Verhaltensweisen erproben. Ebenso fällt es vielen Patienten leichter, belastende Gefühle unter Gleichbetroffenen zum Ausdruck zu bringen, da sie sich in der Gruppe weniger beurteilt fühlen und keine Angst vor Stigmatisierung haben brauchen. Wenn Patienten in einem psychoedukativen Gruppenprogramm über mehrere Sitzungen zusammenkommen, entsteht häufig durch die gemeinsame Erfahrung in einer Gruppe auch ein Gefühl eines Gruppenzusammenhalts. Sie fühlen sich nicht mehr allein und weniger isoliert mit ihren Problemen. Das kann der Tendenz zum sozialen Rückzug oder sozialer Isolation entgegenwirken. Weiterhin könnte die Erfahrung sich wechselseitig unterstützen auch Ihr Selbstwertgefühl stärken. All diese Vorteile wurden auch in wissenschaftlichen Studien belegt.

Was sind Inhalte und Formen psychoedukativer Angebote?

Psychoedukative Angebote bauen auf bewährten psychotherapeutischen Strategien auf und kombinieren in der Regel die folgenden Komponenten:

- Informationen über Erkrankung und Behandlung
- Erarbeiten von Problemlösestrategien
- Vermittlung von Stressbewältigungsfertigkeiten und Entspannungstechniken
- Förderung gesundheitsbezogener Einstellungen und Verhaltensweisen.

Diese Komponenten werde ich im Nachfolgenden kurz erläutern. In psychoedukativen Unterstützungsprogrammen für Krebspatienten erhalten Sie immer Informationen über psychosoziale und medizinische Aspekte Ihrer Krebskrankheit. Diese werden in einfacher und verständlicher Sprache vermittelt. Weiterhin wird deutlich gemacht, dass es in fast allen schwierigen Situationen im Umfeld der Erkrankung oder Behandlung Strategien gibt, wie Sie durch Ihr eigenes Handeln aktiv zur Lösung von Problemen beitragen können. Da die Krankheit und die Behandlung sowie auch deren Folgen häufig Ursachen für Stress darstellen, zielt ein wichtiger Baustein darauf ab, die für Sie bedeutsamen Stressfaktoren zu identifizieren und zu lernen, wie Sie in verschiedenen Situation Stress reduzieren können. Hierbei lernen Sie auch bestimmte Entspannungstechniken kennen und können diese nach gewisser Übung dann gezielt einsetzen. Darüber hinaus werden Sie damit vertraut gemacht, wie Sie auf der körperlichen, seelischen und geistigen Ebene Ihre Gesundheit fördern können und wie sich diese Strategien positiv auf Ihre körperliche, seelische oder geistige Gesundheit auswirken können. Dabei können Sie Ihre eigenen Einstellungen und bisherigen Verhaltensweisen zum Beispiel in den Bereichen der Ernährung, Bewegung oder des Stresserlebens hinterfragen und neue gesundheitsbezogene

Verhaltensweisen erlernen. Ebenso wird über weiterführende Hilfsangebote informiert und im Bedarfsfall dorthin vermittelt.

Neben allgemeinen Angeboten, die auf alle Krebspatienten und deren allgemeine Problemlagen ausgerichtet sind, gibt es auch spezifische Programme für Paare (siehe Kapitel 19), für das Folgeproblem der Tumorfatigue (siehe Kapitel 8)[32] oder für das spezielle Problem der Progredienzangst (siehe Kapitel 5).

Sind psychoedukative Angebote für Sie geeignet und wann können Sie sie nutzen?

Psychoedukative Angebote im Allgemeinen sind für die meisten Krebspatienten geeignet und vor allem in der Phase nach Abschluss der medizinischen Behandlung, in der Rehabilitation oder in der Nachsorge sinnvoll. In der Akutphase kann es schwierig für Sie sein, an psychoedukativen Angeboten teilzunehmen. Hier stehen meist die medizinischen Themen im Vordergrund und es kann sein, dass Sie das Gefühl haben, ein Gruppenprogramm könnte jetzt zu viel für Sie sein. Vielleicht können Sie auch aus bestimmten Gründen (beispielsweise wegen akuter Nebenwirkungen der Therapie) nicht regelmäßig daran teilnehmen. Bei bestimmten Problemen wie zum Beispiel der Tumorfatigue kann es jedoch auch während der noch laufenden Therapie sinnvoll sein, an einem spezifisch darauf ausgerichteten Angebot teilzunehmen.

Psychoedukative Angebote werden zumeist in der Rehabilitation oder in der ambulanten Nachsorge angeboten. Gerade nach Abschluss der Therapie kann es für Sie hilfreich sein, durch diese Angebote Anregungen dafür zu bekommen, wie Sie mit der neuen und möglicherweise veränderten Situation infolge der Erkrankung besser umgehen können, wie Sie lernen können, diese als Herausforderung zu verstehen und dadurch Ihre neue Lebenssituation insgesamt besser zu bewältigen.

Psychoedukative Angebote sind eher nicht geeignet, wenn Sie unter einer schweren psychischen Folgestörung wie einer Depression oder einer Angststörung leiden. Hier sollten Sie im Einzelfall gemeinsam mit dem Arzt oder Psychoonkologen abklären, ob Sie von einem psychoedukativen Angebot profitieren können oder ob andere Angebote wie Einzelpsychotherapie und/oder eine medikamentöse Behandlung schneller und effektiver zum Erfolg führen. Wenn Sie dagegen unter leicht ausgeprägten Depressionen und Angststörungen leiden, können Sie im Einzelfall aber auch von einer Psychoedukation profitieren, weil diese Themen dort auch behandelt werden. Allerdings sollten Sie dann überlegen, ob Sie zusätzlich eine Einzelpsychotherapie in Anspruch nehmen wollen.

Wie sieht ein psychoedukatives Angebot für Krebspatienten konkret aus?

Das Schulungsprogramm »Psychoedukation mit KrebspatientInnen« wurde in einer Rehabilitationsklinik entwickelt und wissenschaftlich überprüft.[33] Es bezieht Elemente aus verschiedenen Therapierichtungen mit ein.

Seine Hauptbestandteile sind:
- themenzentrierte Gesprächsangebote zum Austausch über Erfahrungen und bisherige Verarbeitungsstrategien in der Gruppe
- gelenkte Imaginationen als übende Verfahren zur Stressreduktion und Verbesserung des seelischen Wohlbefindens
- Erlernen von Problemlösetechniken und Selbstkontrollstrategien in verschiedenen Stresssituation wie beispielsweise die Rückkehr an den Arbeitsplatz, Gespräch über Krankheit mit Freunden oder Umgang mit belastenden Gefühlen im Alltag
- Das Programm bearbeitet in thematisch gegliederten Sitzungen die wichtigsten Problemfelder, die oben im Überblick schon beschrieben wurden.

Themen des psychoedukativen Gruppenprogramms

Sitzung 1: Was kann ich zur Gesundheitsförderung bei Krebs selbst tun?

Sitzung 2: Welche Belastungen habe ich und wie kann ich mit krankheitsbedingtem Stress besser umgehen lernen?

Sitzung 3: Was sind hilfreiche Strategien der Krankheitsverarbeitung und wie können sie sich auf meine Gesundheit auswirken?

Sitzung 4: Wie kann ich besser auf meine Bedürfnisse achten und mir Kraftquellen erschließen?

Sitzung 5: Wie kann ich lernen, mit belastenden Gefühlen wie Ängsten, Hoffnungslosigkeit und Hilflosigkeit besser umzugehen?

Sitzung 6: Wie kann ich mit nahe stehenden Personen über Krankheit sprechen und sie als Unterstützungsquelle besser nutzen?

Sitzung 7: Wie kann ich besser mit Ärzten und anderen professionellen Helfern umgehen und meine Wünsche und Bedürfnisse äußern?

Sitzung 8: Welche Belastungen ergeben sich beim beruflichen Wiedereinstieg oder im Alltag und wie kann ich lernen, besser und erfolgreich damit umzugehen?

Sitzung 9: Welche Möglichkeiten und Grenzen liegen in den Angeboten der Selbsthilfe?

Sitzung 10: Abschluss.

Für die stationäre Rehabilitation, wo sich die Patienten nur etwa drei bis vier Wochen aufhalten, werden Sie ein gekürztes Programm vorfinden, das sich auf die wichtigsten Behandlungsziele begrenzt.

Die Sitzungen laufen etwa so ab: Zunächst haben Sie die Möglichkeit zu sagen, wie es Ihnen gerade geht (Befindlichkeitsrunde). Anschließend gibt der Gruppenleiter Ihnen Informationen zum aktuellen Thema der Sitzung. In Übungen, in denen beispielsweise mit Gedichten und Schreibübungen gearbeitet wird, vertiefen Sie die Themen der Sitzung und tauschen sich mit den anderen Teilnehmern aus.

Alle Sitzungen schließen mit einer Übung zur gelenkten Imagination zum Thema ab. Imaginationsübungen sind spezielle Entspannungsverfahren, die durch gelenkte Vorstellungsbilder auch aktives Erleben und Verarbeiten anstößt. Sie sollen die Möglichkeit geben, Bilder, Metaphern oder Symbole zu finden, die einen Bezug zu Ihrer Lebenssituation haben und mit denen Sie sich selbst unterstützen können. Praktisch umsetzen können Sie das Gelernte, indem Sie bestimmte Hausaufgaben bearbeiten. Dies hilft dabei die, Umsetzung in den Alltag zu üben.

Psychoedukative Angebote helfen Ihnen, Ihre Lebensqualität zu verbessern und unterstützen Sie in der Krankheitsverarbeitung. Sie können sie jederzeit sinnvoll nutzen, unabhängig davon, ob Sie ein spezielles Anliegen haben oder ganz allgemein nach Unterstützung suchen. Psychoedukative Angebote gibt es vor allem im Rahmen von ambulanten und stationären Rehabilitationsprogrammen. Während der Nachsorge können Sie sich an Krebsberatungsstellen, psychoonkologische Zentren oder Psychotherapeuten wenden und sich über die Angebote in Ihrer Region informieren.

15. Verhaltenstherapie

KRISTIN HÄRTL

Was bedeutet »Verhaltenstherapie« und wann ist sie für Sie sinnvoll?

Auf die gleiche medizinische Diagnose und eine ähnliche Krankheitsprognose reagieren Menschen sehr unterschiedlich. Nicht jeder Krebspatient braucht psychotherapeutische Hilfe und nicht jeder braucht sie in der gleichen Form. Neben den tiefenpsychologischen Psychotherapien (siehe Kapitel 16) gehört die Verhaltenstherapie, einschließlich der Kognitiven Therapie (eine Unterform der Verhaltenstherapie) zu den wichtigsten psychotherapeutischen Behandlungsformen.

Empfehlenswert ist eine verhaltenstherapeutische Behandlung, wenn Ihr Arzt beispielsweise eine der folgenden Diagnosen bei Ihnen gestellt hat: »Anpassungsstörung«, »Depressive Reaktion«, »Angststörung« oder »Somatoforme Schmerzstörung«. Die seelischen Belastungen von Krebspatienten werden am häufigsten als »Anpassungsstörung« bezeichnet. Damit ist gemeint, dass der Patient Schwierigkeiten damit hat, sich mit der neuen (Krankheits-)Situation zurechtzufinden. Anpassungsstörungen sind meist mit den folgenden Symptomen verknüpft: depressive oder traurige Stimmung, Angst, Gefühle von Überforderung und Hilflosigkeit.

Hier ein Beispiel für eine Patientin mit einer Anpassungsstörung (dieses wie auch spätere Beispiele stammen überwiegend aus meiner Tätigkeit als Verhaltenstherapeutin in einer Universitätsfrauenklinik. Es handelt sich meist um Patientinnen mit Brust- oder Unterleibskrebs).

> Frau G., 57 Jahre, kommt mit dem Wunsch nach einer verhaltenstherapeutischen Behandlung: »Ziemlich genau vor einem Jahr habe ich den Knoten in meiner rechten Brust getastet und habe dann relativ schnell die Diagnose Brustkrebs bekommen. Ich hatte das Gefühl, dass mir jemand den Boden unter den Füßen wegzieht und ich in ein tiefes Loch falle. Durch die Operation, Chemotherapie und Bestrahlung habe ich mich durchgekämpft, dabei war ich immer wieder total erschöpft, traurig,

verzweifelt. Auch jetzt lassen mich Angst und Panik nicht los, obwohl die vergangenen Ultraschalluntersuchungen und Mammographien gut waren.

Verhaltenstherapie ist für Sie auch dann sinnvoll, wenn Sie unter wiederkehrenden intensiven Ängsten leiden, dass die Krebserkrankung schlimmer wird oder wiederkehrt (siehe Kapitel 6). Auch wenn Sie unter Selbstwertproblemen, einem beeinträchtigten Körpererleben, Partnerkonflikten, Problemen beim beruflichen Wiedereinstieg oder anderen psychischen Belastungen leiden, kann eine Verhaltenstherapie hilfreich sein. Zum Beispiel kann es vorkommen, dass Sie sich nach einer Brustoperation nicht mehr wohl in Ihrem Körper fühlen oder weniger weiblich. Auch kann es durch die Belastungen, die eine Krebserkrankung mit sich bringt, zu Problemen in der Partnerschaft bis hin zur Trennung kommen. Die Frage, ob und wann Sie psychotherapeutische Hilfe in Anspruch nehmen sollten, ist im Einzelfall nicht immer leicht zu beantworten. Deswegen werden manchmal Fragebögen oder spezielle Befragungen (»Interviews«) eingesetzt. Dies ist für Ihren behandelnden Arzt nützlich, kann Ihnen aber auch selbst helfen, sich darüber klar zu werden, ob Sie eine Verhaltenstherapie machen möchten oder nicht.

Wie kann Verhaltenstherapie Ihnen helfen?

Zu Beginn sollten Sie Ihre Ziele und Erwartungen zusammen mit dem Therapeuten möglichst konkret ausformulieren.

Eine 35-jährige Patientin mit Gebärmutterhalskrebs sagt nach der Unterleibsoperation: »Mir soll es wieder besser gehen.« Was bedeutet dieser Satz für die junge Frau? Welche körperlichen Beschwerden sollen sich bessern? Welche psychischen und psychosomatischen Beeinträchtigungen wie Ängste, Erschöpfung und Schlafstörungen sollen sich bessern? Welche Belastungen in ihrer Lebenssituation – mit einem kleinen Sohn, einem Mann, der beruflich oft unterwegs ist, und ihrem Beruf als Krankenschwester – sind im Moment am größten?

Es kommt also zu Beginn der Therapie darauf an, die allgemeinen Beschwerden oder Befindlichkeitsstörungen möglichst genau in einzelne konkrete Aspekte aufzuteilen. Erst danach kann über die geeigneten Behandlungsstrategien entschieden werden (siehe unten.).

Insgesamt soll Ihnen die Verhaltenstherapie dann dabei helfen,
- Ihre körperlichen, psychischen und psychosomatischen Beschwerden zu verringern,
- Ihre Lebensqualität zu verbessern,
- Ihr Selbstbewusstsein zu stärken,
- Sie bei der Krankheitsverarbeitung und der Neuorientierung im Leben zu unterstützen.

Wichtig ist, dass Sie sich von Ihrem Psychotherapeuten gestützt und gehalten fühlen und dass er Sie in einfühlsamer Weise während Ihres Krankheitsverlaufs begleitet.

Welche Behandlungsstrategien gibt es in der Verhaltenstherapie?

Die Verhaltenstherapie verfügt über viele therapeutischen Techniken oder Methoden. Einige für Sie hilfreiche Methoden werde ich im Folgenden näher erläutern.

Positive Verstärkung
Positive Verstärkung unterstützt Sie darin, ungewohnte und neue Verhaltensweisen einzuüben.

> Eine Patientin zog sich nach ihrer Krebsdiagnose von Freunden und Bekannten zurück, ging sehr selten aus dem Haus und unternahm kaum mehr etwas. In der Therapie stellte sie zunächst eine Liste mit »Belohnungen und Dingen, die Freude bereiten« zusammen. Dann wurde besprochen, dass sich die Patientin für jede Aktivität außer Haus und jedes Telefonat oder Treffen mit anderen Menschen anhand der Liste selbst belohnen sollte. Beispielsweise hat sie sich nach einem Telefonat mit einer Freundin, vor dem sie große Angst hatte, danach selbst einen kleinen Blumenstrauß »geschenkt«.

Rollenspiel und Selbstsicherheitstraining
Mithilfe von Rollenspielen können Sie einüben, wie Sie mit Angehörigen, Ärzten und Pflegepersonal leichter kommunizieren.

Eine Patientin übt in mehreren Rollenspielen mit dem Thera-peuten, Fragen an den behandelnden Arzt zu stellen, gegenüber dem Pflegepersonal Wünsche zu äußern und den Kindern von ihren Ängsten zu erzählen.

Im Rahmen von sogenannten »Selbstsicherheitstrainings« wird trai-niert, wie Sie sich in sozialen Situationen verhalten können, die Sie als belastend oder stressig empfinden.

Eine Patientin fühlt sich durch den Haarausfall während der Chemotherapie selbstunsicher und vermeidet Kontakte mit an-deren Menschen. In der Therapiestunde übt sie das erste Treffen mit ihrer Freundin nach der Chemotherapie im Rollenspiel. Danach setzt sie dies praktisch um. In der nächsten Therapie-stunde wird besprochen, was dabei hilfreich und was eher schwierig war.

Entspannungsverfahren, Körperwahrnehmungs- und Imaginationsübungen

Verhaltenstherapeuten führen entsprechende Übungen mit Ihnen während der Therapiestunde durch, die Sie dann zu Hause weiter-üben sollten (siehe auch Kapitel 17). Beispiele sind: Übungen zum Atmen, »Wahrnehmungsreisen« durch den Körper, Vorstellungs-übungen und Phantasiereisen mit verschiedenen Sinneskanälen (zum Beispiel Bergwanderung; Spaziergang am Meer), meditative Techniken und Tranceübungen[34].

Kognitive Umstrukturierung

Bei dieser Technik schreiben Sie zunächst in einem Tagebuch Ihre negativen, unglücklich machenden Gedanken und Einstellungen sich selbst gegenüber auf. Diese besprechen Sie anschließend mit dem Therapeuten und untersuchen, inwieweit sie wahr oder falsch sind. Es geht nun darum, sie durch angemessene beziehungsweise richtige Gedanken zu ersetzen.

Ein Patient hat die Überzeugung, an seiner Krebserkrankung »selbst schuld« zu sein. Vom Therapeuten wird er angehalten, schriftlich alle Faktoren aufzulisten, die allgemein zu einer Krebserkrankung beitragen können. Dabei stellt sich heraus, dass »persönliche Schuld« nicht wirklich eine Rolle spielen konnte.

Sie sehen hier eine Reihe von gedanklichen Irrtümern und Beispiel-
aussagen, die immer wieder von Krebspatienten geäußert werden. In
der rechten Spalte sind die Gedanken so umformuliert, dass sie an-
gemessener, zutreffender und auch hilfreicher sind. Gerne können
Sie Ihre eigenen Gedanken, die hier nicht aufgeführt sind, anschlie-
ßen und in gleicher Weise bearbeiten.

Negative, unglücklich machende Gedanken	Angemessenere Gedanken
Die Übelkeit wird nie wieder aufhören.	Bei der letzten Chemotherapie war mir am ersten Tag den ganzen Tag lang übel. Am nächsten Tag war es schon besser. Ab dem vierten Tag war die Übelkeit vorbei. Diesmal wird es sicher wieder ähnlich sein.
Ich habe falsch gelebt, darum habe ich Krebs bekommen.	Für eine Krebserkrankung gibt es sehr viele unterschiedliche Ursachen, die man gar nicht genau bestimmen kann. Mit der Art, wie ich bisher gelebt habe, hat der Krebs wahrscheinlich nichts zu tun.
Unsere Freunde rufen nicht mehr an, weil ich Krebs habe.	Es kann sein, dass sich einige Freunde zurückgezogen haben, aber sicher nicht, weil ich Krebs habe. Vielleicht sind sie nur unsicher, wie sie mit mir umgehen sollen. Oder ich selbst war so sehr mit anderen Dingen beschäftigt, dass ich mich kaum noch gemeldet habe. Es hilft sicher, wenn ich mit ihnen rede und ihnen meine Situation erkläre.
Niemand mag mich mehr, weil ich Krebs habe.	
Ich habe immer Pech; jetzt habe ich auch noch Krebs bekommen und bei mir wird es sicher schlecht ausgehen.	
Die Krankenschwester war heute unfreundlich; sie mag mich nicht.	

Negative, unglücklich machende Gedanken	Angemessenere Gedanken
Bitte ergänzen Sie diese Liste mit Ihren eigenen Gedanken.	

Was sollten Sie wissen, wenn Sie eine Verhaltenstherapie in einer psychotherapeutischen Praxis beginnen möchten?

Die gesetzlichen und privaten Krankenkassen übernehmen die Kosten für eine ambulante Verhaltenstherapie bei zugelassenen Psychotherapeuten in vollem Umfang. Die ambulante Kurzzeittherapie beträgt 25 Sitzungen, in der Regel findet eine Sitzung pro Woche statt. Bei Bedarf wird ein Umwandlungsantrag in eine Langzeittherapie gestellt. Die Höchstgrenze einer ambulanten Verhaltenstherapie liegt bei 80 Sitzungen insgesamt. Voraussetzung für eine Zulassung als Verhaltenstherapeut ist eine mehrjährige Verhaltenstherapieausbildung bei einem staatlich anerkannten Institut nach Abschluss des Psychologie- oder Medizinstudiums. Für die verhaltenstherapeutische Behandlung von Krebspatienten ist eine zusätzliche psychoonkologische Fortbildung wünschenswert (siehe Kapitel 12).

Wie sieht eine verhaltenstherapeutische Behandlung konkret aus?

Im Folgenden schildere ich beispielhaft den Ablauf einer verhaltenstherapeutischen Behandlung:

Eine 35-jährige Patientin (verheiratet, fünfjähriger Sohn) kam zu mir mit dem Wunsch nach einer verhaltenstherapeutischen Behandlung, da sie gerne ein zweites Kind bekommen würde, andererseits vor wenigen Wochen ein Brustkrebsrezidiv erlitten hatte. Vor drei Jahren hatte Frau Z. die Erstdiagnose Brustkrebs erhalten, sie wurde brusterhaltend operiert und anschließend bestrahlt. Vor einem Jahr hat sich das Ehepaar nach mehreren Gesprächen mit den behandelnden Onkologen für ein zweites Kind entschieden. Bislang ist die Patientin jedoch noch nicht schwanger geworden. Jetzt wurde der Befund eines Lokalrezidivs (der Tumor ist an der operierten Stelle wieder nachgewachsen) gestellt. Frau Z. hatte daraufhin eine erneute Operation und unterzog sich aktuell einer Strahlentherapie und einer hormonellen Therapie. Bei unserem ersten Gespräch schilderte sie:

> Oft kommt das Bild in mir hoch, wie ich den Knoten selbst getastet habe und wusste, dass es mich wieder erwischt hat. Ich fühle mich dann wie betäubt und kann es gar nicht glauben. Verzweifelt bin ich, weil mein Mann und ich uns so sehr ein zweites Kind gewünscht haben. Deswegen kann ich nicht schlafen, grüble viel, tagsüber bin ich nervös und kann mich auf nichts konzentrieren. An manchen Tagen kann ich mich zu nichts aufraffen, dann wieder stürze ich mich in Aktivitäten.

Als Therapieziele vereinbarte ich mit der Patientin die Auseinandersetzung mit ihrer Brustkrebserkrankung und die Suche nach eigenen »Kraftquellen« und Unterstützung in ihrem Umfeld. Als zweites großes Ziel wollte die Patientin für sich eine Entscheidung finden in der Frage, ob sie ihren Wunsch nach einem zweiten Kind weiterverfolgen oder sich davon verabschieden sollte. In den ersten Therapiestunden hatte die Patientin Gefühle von Angst, Wut, Verzweiflung, Trauer und Hoffnung. In dieser Phase der Therapie war es für Frau Z. wichtig, eine sichere und vertrauensvolle Beziehung zu mir als Therapeutin entwickeln zu können, sich gehalten zu fühlen und sich in ihrer Not – auch durch kurze mehrfache Telefonate nach ihrer Entlassung aus der Klinik – an mich wenden zu können.

Während der Strahlentherapie ging es hauptsächlich darum, für Entspannung und Stärkung zu sorgen und der Patientin ein Gefühl von Sicherheit und Geborgenheit in ihrem Umfeld zu schaffen. Zum Beispiel stellte die Patientin zur Entlastung eine Haushaltshilfe ein und kümmerte sich darum, dass ihr Sohn länger im Kindergarten bleiben konnte. Der Ehemann war bei mehreren Gesprächen dabei, in denen Belastungen, aber auch die Möglichkeiten der gegenseitigen Unterstützungen besprochen wurden. Durch das Ausfüllen einer »Genussliste« (»Was tut mir gut? Was macht mir Spaß?«) konnte Frau Z. alte und neue Dinge (wieder)-entdecken. Frau Z. gewann im

Laufe der Gespräche zunehmend wieder mehr Freude am Zusammensein mit ihrem kleinen Sohn und dem Ehemann. Sie unternahm mehr mit Freundinnen und knüpfte an alte Kontakte an. Die Patientin wurde wieder optimistischer, fröhlicher und probierte neue Dinge aus. Beispielsweise plante sie, im nächsten Winter erstmals Skifahren zu lernen und mit ihrer Familie einen Skiurlaub zu unternehmen. Insbesondere ihr Ehemann und ihr Sohn gaben Frau Z. viel Kraft. Aber sie erfuhr auch viel Unterstützung und positive Zuwendung durch Freundinnen und befreundete Familien.

In den weiteren Gesprächen tauchte das Thema »zweites Kind« als drängender Lebenswunsch der Patientin auf. In Gesprächen mit dem Ehepaar und der Patientin alleine wurden die Wünsche, Phantasien, positiven Gefühle zu den Themen Schwangerschaft und Baby beleuchtet. Andererseits wurden auch die Risiken und die Gegenargumente einer Schwangerschaft nach einem Brustkrebsrezidiv ausführlich besprochen. Das Ehepaar führte zusätzlich zwei Informationsgespräche mit dem onkologischen Oberarzt. In einer Tagebuchaufzeichnung listete die Patientin ihre Gefühle auf, die für und gegen ein zweites Kind sprachen. Diese Liste bildete die Grundlage für unsere weiteren therapeutischen Gespräche, bei denen ich diese Gefühle und Vorstellungen mit der Patientin vorsichtig thematisieren und hinterfragen konnte. Der Prozess der Auseinandersetzung wurde auch durch den Ehemann und den Onkologen unterstützt, die beide der Frage nach einer zweiten Schwangerschaft kritisch gegenüberstanden. Die Entscheidung für oder gegen ein zweites Kind konnte die Patientin noch nicht endgültig treffen, auch wenn sie sich gefühlsmäßig eher von einem weiteren Kind verabschiedet hat. So hat sie entschieden, sich nach einem Jahr nochmals mit dieser Frage auseinanderzusetzen, was für sie sicherlich vorerst eine stimmige Entscheidung war.

Wo liegen die Grenzen der Verhaltenstherapie bei Krebs?

In einer Psychotherapie bei einer Krebserkrankung müssen Betroffene und Psychotherapeuten immer wieder Flexibilität und Anpassungsbereitschaft aufbringen: Körperliche Beschwerden nach der Operation, während der Chemotherapie, Strahlentherapie und anderen medizinischen Therapien können dazu führen, dass die Psychotherapie unterbrochen wird. Manchmal sind Patienten durch ihre körperlichen Beschwerden so sehr beeinträchtigt, dass die psychische Auseinandersetzung mit der Krebserkrankung in den Hintergrund tritt. Es kommt häufig vor, dass Therapietermine nicht eingehalten werden können, weil sich die Patienten zum Beispiel nach einer Chemotherapie sehr kraftlos und erschöpft fühlen.

Auch ändern sich zuweilen die therapeutischen Ziele, wenn sich der Krankheitsverlauf ändert oder wenn Rezidive festgestellt werden oder Metastasen auftreten. Zum Beispiel kann es sein, dass bei einem erneuten Auftreten eines Krebses das Ziel der Wiedereingliederung in den Beruf nun erst einmal in den Hintergrund tritt und die Therapie sich auf das akute medizinische Vorgehen und auf die Bewältigung der Ängste richtet.

Natürlich können nicht alle realen Belastungen durch Psychotherapie beseitigt werden. Auch kann die Krebserkrankung nicht durch Psychotherapie geheilt werden. Psychotherapie kann aber die Voraussetzungen dafür schaffen, dass die persönlichen Probleme des Patienten in Angriff genommen werden, dass Selbstvertrauen entsteht, eigene Initiative entfaltet werden kann – aber auch, dass das zuweilen Unvermeidbare akzeptiert werden kann, wie das nachfolgende Zitat von Frau G. aus dem Eingangsbeispiel zeigt:

> Ich habe gelernt, mit meiner Brustkrebserkrankung zu leben, auch wenn ich die Angst vor der Wiederkehr der Erkrankung vielleicht nie loswerde. Ich habe erfahren, dass mein Mann und meine beiden Töchter zu mir halten. Heute bin ich nicht mehr so schnell genervt bei kleinen Ärgernissen, ich kann mich an schönen Dingen wie meinen Blumen im Garten viel intensiver freuen und traue mich auch wieder, Pläne für die Zukunft zu machen.

16. Tiefenpsychologisch fundierte Psychotherapie

KATRIN REUTER

Was versteht man unter einer tiefenpsychologisch fundierten Psychotherapie?

Die tiefenpsychologisch fundierte Psychotherapie basiert auf der Psychoanalyse, der ersten systematisch beschriebenen Psychotherapie überhaupt. Allerdings hat sie sich stark von der klassischen Psychoanalyse, die Sigmund Freud zu Beginn des 19. Jahrhunderts einführte, entfernt und ist deutlich kürzer und pragmatischer in ihrem Vorgehen. Im Mittelpunkt steht die Annahme, dass das, was wir als Menschen erleben, nicht nur von unserem aktuellen Denken, Fühlen und Handeln, sondern auch von zunächst unbewussten psychischen Einflüssen abhängt. Das sogenannte Unbewusste können wir als komplexe Gedächtnisstrukturen verstehen, die wie Kräfte auf unser Innenleben wirken. Sie hängen in starkem Maße von unserer Lebensgeschichte und den Erfahrungen ab, die wir in frühen Lebensjahren gemacht haben. Ein Ziel der tiefenpsychologisch fundierten Psychotherapie ist es, unsere unbewussten Anteile bewusst werden zu lassen, sie kennen zu lernen und zu verstehen. Dazu wird ein tiefenpsychologisch arbeitender Psychotherapeut auch ein besonderes Augenmerk auf die wichtigen Beziehungen im Leben seiner Patienten richten. Er wird Ihnen helfen herauszufinden, welche Probleme sich wiederholen und immer wieder zu leidvollen Enttäuschungen, Konflikten, Einsamkeit oder Versagen führen. Diese Art der Psychotherapie ist eng mit dem Namen Lester Luborsky verbunden, dessen Ansatz in Deutschland von Manfred Beutel und Reinhold Schwarz für die Behandlung von Depressionen bei Krebserkrankungen weiter entwickelt wurde.

Herr M. ist ein 55-jähriger Mann, der bereits seit längerem Probleme in seiner Ehe hat. Nach einem Prostata-Krebs, der medizinisch gut behandelt werden konnte, nimmt der Streit weiter zu und seine Frau droht ihn zu verlassen. Sie wirft ihm vor, sich zu sehr hängen zu lassen und sich immer abhängiger von ihr zu machen. In der Psychotherapie findet Herr M. heraus, dass ihn der Krebs sehr stark verunsichert hat. Er ist dadurch immer hilfloser geworden, was sich insbesondere im Zusammensein mit seiner Frau ausdrückt. In der therapeutischen Arbeit wird ihm außerdem bewusst, dass er eine dominante und strafende Mutter hatte. Er reagierte auf ihre Übermacht mit Hilflosigkeit, was für ihn als Kind die einzige Möglichkeit war, sich vor ihr zu schützen. Im Verlauf der Therapie versteht Herr M., dass er sich, ausgelöst durch die Krebserkrankung und die starke Verunsicherung, heute gegenüber seiner Frau wie damals gegenüber seiner Mutter verhält. Er wiederholt das Muster der Hilflosigkeit, welches er in seiner Kindheit gelernt hatte. Er fängt daraufhin an, selbstbewusster aufzutreten und seine Bedürfnisse auch im Zusammenhang mit der Krebserkrankung zu vertreten. Seine Frau ist erleichtert und wird im Gegenzug weniger herrisch. Herr und Frau M. finden so zu einer ausgeglicheneren Beziehung zurück, in der sie die Herausforderungen der Krebserkrankung besser gemeinsam bewältigen.

Um zu erkennen, wenn sich Muster aus unserer Kindheit wiederholen und wie »innere Bedienungsanleitungen« unsere Realität erschaffen, wird der Therapeut den Blick gelegentlich auch auf die therapeutische Beziehung lenken. Denn häufig übertragen wir unsere Muster in die Gesprächssituation mit unserem Therapeuten, paradoxerweise umso stärker, je wichtiger uns die Beziehung zu ihm ist. Beispielsweise kann sich ein Patient dem Therapeuten gegenüber in der gleichen Weise rebellisch verhalten wie gegenüber seinem autoritären Vater in der Kindheit. Dieses Verhalten gemeinsam mit dem Therapeuten zu analysieren, kann hilfreich dafür sein, sich selbst besser zu verstehen und neue Beziehungserfahrungen zu machen. Da unsere Beziehungen – gerade während einer Krebserkrankung – so wichtig für uns sind, fühlen sich Betroffene oft wohler und gestärkt, wenn sie es schaffen ihre Beziehungen zu verbessern.

Häufig wollen wir bei schwierigen Lebensereignissen die entstehende Angst und andere schmerzliche Gefühle nicht wahrhaben und wehren sie ab, um sie nicht spüren zu müssen. Tiefenpsychologisch orientierte Psychotherapeuten haben gelernt, solche Abwehrmechanismen und ihre Schutzfunktionen zu erkennen und in der Therapie sorgsam damit umzugehen. So werden sie Sie schrittweise an die dahinter liegenden Gefühle heranführen, damit diese wahrgenommen und eingeordnet werden können. Vielleicht schieben auch

Sie, wie viele andere Krebspatienten, wichtige Kontrolluntersuchungen auf. Hinter dieser Vermeidung können sich ganz unterschiedliche Ängste verbergen, wie zum Beispiel die Angst, Angehörigen weiter zur Last zu fallen, falls wieder etwas gefunden wird. In der Therapie besteht die Chance, diese Angst zu benennen und zu bearbeiten, um anschließend die Vermeidung schrittweise abzubauen.

Was können Sie von einer tiefenpsychologisch fundierten Psychotherapie erwarten?

Die tiefenpsychologisch orientierte Psychotherapie versteht sich in der Behandlung von Menschen mit Krebserkrankungen häufig auch als supportive, das heißt unterstützende, Therapie. Sie trägt der tiefen Erschütterung Rechnung, die eine Krebserkrankung für den Betroffenen bedeutet. Sollten Sie sich für eine solche Therapie entscheiden, wird Ihr Therapeut Ihnen zunächst helfen, wieder »Boden unter die Füße zu bekommen« und sich zu stabilisieren. Dazu wird er konkrete Hilfestellungen leisten, Sie zum Beispiel bei der Entscheidungsfindung in Bezug auf die medizinischen Behandlungen zu beraten, und mit Ihnen herausfinden, welche Lebensbereiche, Personen oder Aktivitäten Sie jetzt stützen und Ihnen Kraft geben können. Sollten Sie das Gefühl haben, im »Chaos« der plötzlichen Anforderungen nicht zurecht zu kommen, wird er Ihnen bei der Strukturierung helfen und mit Ihnen erarbeiten, wie Sie »Schritt für Schritt« vorgehen können. Wichtig ist auch, dass alle Gefühle, die im Zusammenhang mit einer Krebserkrankung auftreten können, sei es Trauer, Wut, Aggressivität, Verzweiflung oder Angst, in der Therapie Platz haben, ohne direkt logisch verstanden oder gar verändert werden zu müssen. Ein supportiv arbeitender Psychotherapeut wird diese Gefühle annehmen und sie mit Ihnen in der Therapie aushalten.

Er wird Ihnen auch dabei helfen, Ihr möglicherweise durch die Erkrankung geschwächtes Selbstwertgefühl nach und nach wieder zu stärken. Erst wenn das erreicht ist und wieder ein »sicherer Boden« vorhanden ist, wird er, wie oben beschrieben, wiederkehrende Beziehungsmuster und biographisches Material mit Ihnen bearbeiten. Weiterhin wird er Sie darin unterstützen, die für Sie passenden Umgangsweisen mit der neuen Lebenssituation zu finden, Ihre psychische Belastung, zum Beispiel Sorgen und Niedergeschlagenheit, zu reduzieren und längerfristige Veränderungen in Ihrem Leben zu erreichen.

Wie können Sie von einer supportiven Gruppentherapie profitieren?

Möglicherweise verspüren Sie den Wunsch, sich mit anderen Betroffenen auszutauschen und von den gemeinsamen Erfahrungen zu lernen. Viele Betroffene haben das Gefühl, mit der Erkrankung, ihren Folgen und den damit verbundenen Schwierigkeiten allein zu sein. Deshalb hat sich gerade während einer Krebserkrankung die Gruppenpsychotherapie bewährt. Anstatt alleine mit einem Psychotherapeuten wird hier in einer Gruppe von meist sechs bis acht Mitbetroffenen unter der Leitung von einem oder zwei Therapeuten gearbeitet. Dieser Therapieansatz ist insbesondere mit den Namen Irvin Yalom und David Spiegel verbunden. Der Ansatz stellt den stark supportiven, das heißt, den sich gegenseitig unterstützenden und helfenden Charakter heraus, den eine Gruppe im Rahmen eines therapeutischen Prozesses entwickeln kann. Dabei wird, wie oben beschrieben, dem Wahrnehmen, Ausdrücken und Besprechen aller Gefühle und Sorgen, die im Zusammenhang mit der Erkrankung auftreten können, dem sogenannten expressiven Charakter der Gruppenarbeit, viel Raum gegeben. Indem dies innerhalb einer Gruppe von Personen mit ähnlichen Erfahrungen und gutem Zusammenhalt geschieht, kann sich der heilsame Effekt gegenüber der Einzeltherapie noch verstärken. Speziell in der supportiv-expressiven Gruppentherapie werden außerdem existenzielle Fragen bearbeitet, die durch eine Krebserkrankung aufgeworfen werden. Mit »existenziell« ist die Frage nach dem eigenen »Sein in der Welt« gemeint. Dabei können sowohl spirituelle Themen nach dem Lebenssinn und dem Tod berührt werden als auch möglicherweise drängende Fragen wie: »Was ist mir jetzt wichtig?«, »Warum bin ich erkrankt?« und: »Wo gehöre ich jetzt hin?«

Womöglich haben Sie die Befürchtung, dass das Zusammentreffen mit anderen von Krebs betroffenen Menschen Sie zusätzlich belasten könnte. Das kann zu Beginn einer Gruppentherapie durchaus der Fall sein. Sobald sich die Gruppenmitglieder besser kennen lernen und sich durch die gemeinsame therapeutische Arbeit der Zusammenhalt erhöht, überwiegen aber die unterstützenden Aspekte der Gruppe. Wichtig ist, dass Sie Ihre Befürchtungen in einem Erstgespräch mit einem der leitenden Therapeuten besprechen und prüfen, ob das therapeutische Angebot dennoch passend für Sie erscheint. Angeboten werden Gruppentherapien zunehmend an onkologischen Zentren, Krebsberatungsstellen und auch von niedergelassenen psychoonkologisch ausgerichteten Therapeuten. Wenn Sie sich für eine Gruppentherapie interessieren, wenden Sie sich am besten an eine dieser Stellen, um zu erfahren, ob es ein solches Angebot in Ihrer Nähe gibt.

Frau H. ist 48 Jahre alt, als sie nach Abschluss der Chemotherapie zur Behandlung ihrer Brustkrebserkrankung eine Gruppentherapie über insgesamt 12 Sitzungen beginnt. Ein Jahr später berichtet sie: »Zu Beginn war ich skeptisch und dachte, da ich doch nun endlich die Chemotherapie geschafft habe, würde mich der Kreis anderer Frauen, denen es vielleicht schlechter geht, nur wieder runterziehen. Aber ich war auch neugierig und spürte Vertrauen zu der Therapeutin, die die Gruppe leitete. Im Verlauf der vier Monate Gruppentherapie habe ich viel erlebt. Ich habe gelernt, meine Bedürfnisse besser auszudrücken, meine Weiterbehandlungen selbst zu bestimmen, mich zu wehren und für mich zu sorgen. Ich habe ›Schwestern‹ kennen gelernt, die ähnlich fühlen wie ich, mit ähnlichen Erfahrungen und Ängsten. Ich habe an Klarheit und Motivation gewonnen und die Krebserkrankung hat ihren Schrecken verloren. Und dabei hat mir die Gruppe geholfen.«

17. Entspannung, Imagination, Körpertherapie

BERNHARD KLEINING

In der Psychotherapie geht es nicht immer darum zu sprechen beziehungsweise zuzuhören. Neben der Verhaltenstherapie und der tiefenpsychologisch fundierten Psychotherapie (siehe Kapitel 15 und 16) gibt es auch non-verbale (also nicht sprachliche) Verfahren wie Entspannung, Imagination und Körpertherapie. Unter »Körpertherapie« versteht man einerseits das körperliche Arbeiten im Rahmen einer Psychotherapie. Dieser Bereich wird auch »Körperpsychotherapie« genannt. Zum anderen sind mit dem Begriff »Körpertherapie« alle körperlichen Übungen gemeint, die auch im Rahmen von Selbsthilfe und geleiteten Gruppen eingesetzt werden können. Diese sollen hier in erster Linie besprochen werden.

Wie kann Entspannung Ihnen helfen?

In einer Zeit, die von Angst, Unruhe und der Unsicherheit geprägt ist, wie es weitergeht mit der Krankheit, ist Entspannung wünschenswert, aber oft kaum zu erreichen. Eventuell gelingt es Ihnen tagsüber, sich abzulenken, aber abends kommen die Gedanken an die Krankheit »auf die Bettdecke« und rauben Ihnen den Schlaf. Unangenehme Gedanken melden sich, wenn Sie sich am wenigsten dagegen wehren können. Je mehr Sie sich bemühen einzuschlafen, umso weniger gelingt es. Sie müssen also einen anderen Weg wählen, damit Entspannung gelingt.

Entspannung bewirkt, dass das Bewusstsein aus dem aktiven Wachzustand in einen Dämmerzustand übergeht, der zwischen dem Wach- und dem Schlafzustand liegt. Im Alltag kennen Sie sicher diesen Zustand als ein »Vorsichhindösen«. In diesem Zustand geht die willentliche Kontrolle zurück. Die Muskulatur entspannt sich, Blutdruck, Puls und die elektrische Leitfähigkeit der Haut sinken ab. Die aufsteigenden Gedanken und Bilder unterliegen nicht mehr unserer völligen Kontrolle, sondern sie fließen und weiten sich oft in Bereiche aus, die wir vorher nicht vermutet hätten. Sie kennen das vermutlich aus Ihren eigenen Tag- oder Nachträumen: Bilder und

Gedanken entwickeln sich so »phantasievoll«, wie es im Wachzustand nie auszudenken wäre.

Entspannung und Angst sind nicht miteinander vereinbar. Je mehr es Ihnen gelingt, sich zu entspannen, umso geringer wird die Angst. Ein Angstgefühl ist immer mit einer körperlichen Anspannung, meistens auch mit einem Gefühl von Enge verbunden. Das Wort Angst stammt vom lateinischen Wort »angustus« = eng. Die Übungen zur Entspannung reduzieren daher mit der Körperspannung auch die Angst.

Ein Entspannungszustand kann auf unterschiedlichen Wegen erreicht werden. Alle Entspannungsübungen lenken die Aufmerksamkeit auf bestimmte Bereiche des Körpers. Dabei soll der Wille, etwas zu verändern, weitgehend ausgeschaltet sein. Es wird eine absichtslose Aufmerksamkeit angestrebt. Bei der Atmung würde das folgendermaßen aussehen: Die Aufmerksamkeit wird auf die Atmung gerichtet, ohne die Absicht zu haben, besonders tief zu atmen. Es genügt schon, mit der eigenen Aufmerksamkeit der Atmung zu folgen. Allein dadurch wird die Atmung ruhiger. Das Absichtslose ist für viele Menschen zu Beginn einer solchen Übung fremd, es bedarf einer gewissen Übung. Im Alltag sind wir einen ganz anderen Weg gewohnt: Wir strengen uns an, um ein Ziel zu erreichen. Hier gilt eher die umgekehrte Regel: Je weniger wir uns anstrengen, umso eher erreichen wir das Ziel.

▶ *Übung: Absichtslose Aufmerksamkeit*

Setzen Sie sich bequem auf einen Stuhl oder Sessel mit Rückenlehne. Schließen Sie für einen Moment die Augen und gehen Sie mit Ihren Gedanken der Atmung nach. Sie brauchen sich keine Mühe zu geben, auf eine bestimmt Art zu atmen. Verfolgen Sie nur mit Ihrer Aufmerksamkeit das Einatmen und das anschließende Ausatmen. Strecken Sie sich dann einmal und öffnen Sie die Augen: Was ist Ihnen aufgefallen?

Welches Entspannungsverfahren ist das beste? Die Frage lässt sich nicht allgemein beantworten. Bei Entspannungsverfahren sowie bei anderen Hilfsangeboten gibt es kein Allheilmittel. Es ist wie bei einer Speise: Sie muss nicht schlecht sein, kann sogar wertvoll zubereitet sein – aber sie bekommt nicht allen Menschen gleich gut. Es hat sich als hilfreich erwiesen, mehrere Entspannungsverfahren auszuprobieren, um für sich selbst das wirksamste herauszufinden. Hier die wichtigsten Verfahren.

Autogenes Training

Das Autogene Training (AT) nach Schultz lenkt mit seinen 6 Übungen die Aufmerksamkeit auf:
1. das Schweregefühl in Armen und Beinen
2. das Wärmegefühl in Armen und Beinen
3. die Atmung
4. den Pulsschlag
5. das Wärmegefühl im Bauch, »Sonnengeflecht«
6. die Stirn

Für jeden Bereich wurde eine Formel entwickelt, die die Konzentration erleichtert, zum Beispiel: »Mein rechter Arm ist schwer, ganz schwer«. Diese Formeln sind anfangs etwas lästig. Mit ihnen verhält es sich wie beim Üben eines Liedes. Anfangs müssen Sie jede Zeile lernen, nach einiger Übung können Sie das Lied flüssig singen, ohne auf die einzelnen Zeilen achten zu müssen. Das Autogene Training hat in Deutschland eine lange Tradition. Es wird in Reha-Kliniken, an Volkshochschulen und bei anderen Bildungsträgern regelmäßig angeboten. Oft wird es von den Krankenkassen finanziell bezuschusst.

Die Progressive Muskelentspannung

Die Progressive Muskelentspannung nach Jacobson ist in den USA noch weiter verbreitet als in Deutschland. Sie gehört wie das Autogene Training zu den am besten erforschten Entspannungsverfahren. Bereits in den zwanziger Jahren des letzten Jahrhunderts fand Jacobson heraus, dass seelische Anspannung zu vermehrter Muskelspannung führt und umgekehrt eine Muskelentspannung zu mehr seelischer Entspannung führt. Dieses Verfahren wird inzwischen ähnlich häufig angeboten wie das Autogene Training und ebenfalls von vielen Krankenkassen bezuschusst.

Der Einstieg in die Entspannung erfolgt hier durch ein aktives Handeln, nicht wie beim Autogenen Training durch eine Steuerung der gedanklichen Aufmerksamkeit. Die Übungen der Progressiven Muskelentspannung sollen eine tiefe Entspannung ermöglichen. Dazu wird zunächst die Aufmerksamkeit auf eine bestimmte Muskelgruppe (zum Beispiel den Unterarm und die Hand) gelenkt. Diese Muskelgruppe wird anschließend für etwa 5 bis 10 Sekunden angespannt (zum Beispiel Faust ballen). Dabei werden die entstehenden Empfindungen möglichst genau wahrgenommen. Die Anspannung soll nicht übertrieben werden, sondern im angenehmen Bereich bleiben. Es folgt eine Entspannungsphase von etwa 30 Sekunden, in der ebenfalls die Aufmerksamkeit auf die entstehenden Körperempfindungen gerichtet wird. Der Übungsablauf ist so aufgebaut, dass die verschiedenen Muskelgruppen nacheinander in das Training einbezogen werden. Anfänger benötigen für jede Übung mehr Zeit als Fortgeschrittene. Ein Trainingseffekt wird bereits nach wenigen Tagen deutlich. Das Gehirn merkt sich das Entspannungs- und Wahrnehmungsmuster. Der häufige Wechsel von Anspannen und Loslassen schärft die eigene Wahrnehmung von Entspannung im Körper. Sie spüren deutlicher, wie sich Entspannung im Körper anfühlt. Nach einiger Übung gelingt die Entspannung der Muskulatur auch ohne vorherige Anspannung. Für viele Patienten ist der Einstieg in eine Entspannung mit der Progressiven Muskelentspannung leichter als mit dem Autogenen Training. Damit das Autogene Training gelingen kann, benötigen Sie schon zu Beginn dieser Entspannung so viel Ruhe, dass eine Konzentration auf die Übungen möglich ist. Ist die körperliche und/oder seelische Unruhe zu groß für eine Konzentrationsübung, hilft oft eher die Progressive Muskelentspannung nach Jacobson.

Yoga, Qi Gong und Tai Chi

Andere Entspannungsverfahren nutzen Bewegungsformen und -rituale, um eine körperliche Entspannung und damit auch ein seelisches Wohlgefühl hervorzurufen. Sie sind seit Jahrtausenden im asiatischen Raum verbreitet und erfreuen sich auch hierzulande einer immer größeren Beliebtheit. Yoga, Qi Gong und Tai Chi sind Bewegungsmeditationen, die weit mehr sind als gymnastische Übungen. Sie basieren auf der im asiatischen Raum verbreiteten Vorstellung eines Gleichgewichts zwischen verschiedenen Kräften Ying und Yang. Die einzelnen Bewegungsübungen sprechen sowohl bestimmte Körperregionen als auch einzelne Themen an, die mehr ins Gleichgewicht gebracht werden sollen. Ein Beispiel: Mit der Atemübung »Das Wecken des Qi« wird zunächst einmal die Atmung verbessert. Sie wird ruhiger und gleichmäßiger. Darüber hinaus wird bei regelmäßiger Übung die Aufmerksamkeit auf die eigenen inneren Kräfte und Energien gelenkt. So können Gefühle wie »Sichausgeliefertfühlen« gemildert werden und die Zuversicht in die eigenen Kräfte gestärkt werden. Das gleichmäßige Ein- und Ausatmen kann helfen, das eigene »Geben« und »Nehmen« oder das »Machen« und »Lassen« ins Gleichgewicht zu bringen.

Die Ursprünge des Yoga reichen etwa 4000 Jahre zurück, schriftliche Überlieferungen gibt es seit dem 4. Jh. v. Chr. Yoga ist keine Religion, auch wenn es häufig um spirituelle Inhalte geht. Für viele Menschen haben die Übungen des Yoga eine beruhigende und ausgleichende Wirkung, die sich auch im Alltag bemerkbar macht. Körperliche und seelische Entspannung sind dabei untrennbar verbunden. In den Übungen des Yoga geht es um Körperhaltungen (Asanas), spezielle Atemtechniken (Pranajama) und Bewegungen. Kraft, Flexibilität, Gleichgewichtssinn und Muskelausdauer werden bei den Asanas geübt. Die Durchblutung wird gefördert, die Rückenmuskulatur gekräftigt, was wiederum zu einer verbesserten Körperhaltung führen kann. Richte ich meine Wirbelsäule auf, hat das auch Auswirkungen auf meine seelische Verfassung. Diesen Zusammenhang gilt es schrittweise wahrzunehmen. Der bekannte Ratschlag: »Kopf hoch – es wird schon wieder!«, spricht diesen Zusammenhang zwischen Körperhaltung und Wohlbefinden an, ist aber als Ratschlag völlig wirkungslos. Sie benötigen eine gute Anleitung durch einen erfahrenen Yogalehrer. Falsch ausgeführte Übungen können auch schaden.

Kosten für Yogakurse werden von einigen Krankenkassen erstattet (Leitfaden Prävention der Krankenkassen nach §§ 20 u. 20a SGB V). Suchen Sie sich das Verfahren aus, das Ihnen am ehesten entspricht. Wenn Sie nicht gerne singen, wird Ihnen keine Chorübung Freude bereiten. Bei Yoga, Tai-Chi oder Qi Gong ist es ähnlich. Sie nehmen die Übungen leichter auf sich, wenn Ihnen die Bewegungen auch Freude machen.

Beim Qi Gong werden sanfte Bewegungen erlernt und geübt, die einer mehrere tausend Jahre alten Tradition folgen. Qi ist dabei die Urkraft allen Lebens, Gong bedeutet so etwas wie »beharrliches Üben«. In einer Verbindung von Aufmerksamkeit und Bewegung sollen dabei eigene Energiequellen im Körper aktiviert werden. Mehr Gleichgewicht zwischen Körper, Geist und Seele soll das Wohlbefinden verbessern und das Immunsystem stärken. Elemente der Traditionellen Chinesischen Medizin (TCM) und des Taoismus, des Buddhismus und des Konfuzianismus fließen in diese alte Heilmethode ein. In verschiedenen Regionen haben sich im Verlauf der Jahrtausende unterschiedliche Stile entwickelt, die von Generation zu Generation weitergegeben wurden. Der freie Fluss der Lebensenergie Qi und der Gedanke der Harmonie stehen bei allen Varianten im Mittelpunkt. Seit etwa 20 Jahren erfährt das Qi Gong auch bei uns eine zunehmende Bekanntheit und Beliebtheit. In einigen seiner Methoden und Wirkweisen ist es mit dem europäischen System der »Inneren Achtsamkeit«, aber auch (ähnlich wie das Autogene Training) mit der Hypnose verwandt.

Das Tai Chi (auch Tai Chi Chuan oder chinesisches Schattenboxen genannt) ist eine im Kaiserreich China entwickelte Kampfkunst, die heute von Millionen angewandt wird. Teile aus dieser Kampfkunst werden in China als Volkssport in Parks und auf Plätzen praktiziert. Die Bedeutung der Methode als Kampf ist im Laufe der Zeit zurückgegangen. Das System dient heute eher der Meditation und der Persönlichkeitsentwicklung. Es wird in Gruppen praktiziert, wobei die Bewegungen des Meisters nachgeahmt werden. Die einzelnen Bewegungsformen, die auch mit dem Qi Gong verwandt sind, stellen oft den Kampf gegen einen imaginären Gegner dar. Wie bei den meisten asiatischen Kampfsportarten besteht die Kunst des Kämpfens nicht in der Kraft und Stärke, sondern in einer geschickten Ausnutzung der eigenen Energie und der des Gegners. Eine Form setzt sich aus verschiedenen Bildern zusammen (zum Beispiel »der weiße Kranich breitet seine Flügel aus«), die jeweils eine eigene Bedeutung haben. Ein wichtiges Prinzip des Tai Chi ist die Weichheit. Es gibt hier keine Kraft- oder Abhärtungsübungen wie bei anderen Kampfsportarten. Die Bewegungen sollen entspannt, locker und fließend ablaufen. Im Verlauf einer Krebserkrankung und ihrer Behandlung können die Übungen ein wohltuendes Gegengewicht darstellen zur Härte einer Behandlung und dem dauernden Gefühl, sich zusammenreißen zu müssen. Auf diese Weise können Sie depressiven Gefühlen begegnen oder ihnen vorbeugen.

Wie kann Imagination Ihnen helfen?

▶ *Übung: Wie Bilder den Körper beeinflussen*

Stellen Sie sich in circa 20 cm Abstand mit dem Rücken zu einer Wand oder bitten Sie eine kräftige Person, sich hinter Sie zu stellen. Schließen Sie dann die Augen und stellen Sie sich für einen Moment vor, Sie fallen nach hinten zurück. Sie werden wahrscheinlich nicht nach richtig hinten fallen. In der Regel bewegen Sie sich mit dem Oberkörper ein kleines Stück nach hinten, um sich anschließend wieder in die senkrechte Position zu begeben. Die Person hinter Ihnen wird dieses kurze Wippen ebenfalls wahrnehmen. Die körperliche Reaktion läuft unabhängig von Ihren eigenen Wünschen ab. Sie können an dieser kleinen Übung von wenigen Sekunden ermessen, wie stark Gedanken auf den Körper wirken können.

Gedanken und Vorstellungen können unseren Körper in angenehmer und unangenehmer Weise beeinflussen. Sie kennen sicher die Erfahrung, dass Ihnen immer wieder unangenehme Bilder durch den Kopf gehen, die Sie nicht loswerden können. Die Aufmerksamkeit wandert immer in dieselbe Richtung: zum Diagnosegespräch mit dem Arzt, zu den Bildern aus der Chemotherapie oder zu den negativen Zukunftsphantasien, wie schrecklich alles noch werden kann. Die Stimmung sinkt, das ohnehin schon angeschlagene Vertrauen in den eigenen Körper schwindet weiter. Nachts, wenn es keine Ablenkungsmöglichkeiten gibt, werden die Bilder und die damit zusammenhängenden Gedanken unerträglich, sie rauben oft den Schlaf. Die entgegengesetzte Richtung ist allerdings auch möglich: Positive Bilder und entsprechende Gedanken können Ihr Befinden in eine andere Richtung lenken. Sie beeinflussen den Körper in Richtung einer zunehmenden Entspannung.

Dieses Prinzip, dass positive Bilder und Vorstellungen das Befinden positiv beeinflussen können, hat nichts mit dem um sich greifenden Trend des »positiven Denkens« zu tun. Laienratschläge wie: »Denk doch mal an etwas Positives, dann geht es dir besser!«, sind wenig hilfreich. Im Gegenteil: Ich habe viele Patienten erlebt, die sich zunächst viel Mühe damit gegeben haben, negative Gedanken fortzuschieben – mit wenig Erfolg. Anschließend hat sie das schlechte Gewissen über ihre traurigen Gedanken und Gefühle geplagt. Wir haben keinen Schalter, den wir nur umlegen müssen, um positive oder angenehme Gedanken zu haben. Unsere Gedanken und Gefühle werden nicht direkt von unserem Willen gesteuert. Sie halten sich nicht an die Regeln der Vernunft. Deshalb sind oft Umwege notwendig, um Gefühle zu beeinflussen. Die gut gemeinten Vorschläge von Freunden und Bekannten wie: »Du musst positiv denken!«, laufen daher ins Leere.

Die heilende Kraft von Bildern ist bereits aus dem Altertum bekannt. Heilend soll hier nicht im Sinne eines Heilungsversprechens verstanden werden, sondern eher im Sinne von heilsam: Im alten Griechenland war der Tempelschlaf oder die Traumtherapie eine gebräuchliche Heilmethode. Schamanen versuchten mit der Kraft der Vorstellung einen veränderten Bewusstseinszustand einzuleiten, in dem Kontakt zu hilfreichen Geistern aufgenommen wurde. Im 16. Jahrhundert sage der bedeutende Arzt Paracelsus über die Imagination:[35]

»Der Mensch besitzt eine sichtbare und eine unsichtbare Werkstatt. Die sichtbare, das ist sein Körper, die unsichtbare, das ist seine Imagination (Geist) … Die Imagination ist die Sonne in der Seele des Menschen … Der Geist ist der Meister, die Imagination sein Werkzeug und der Körper das formbare Material … Die Macht der Imagination ist ein bedeutender Faktor in der Medizin. Sie kann Krankheiten verursachen … und heilen. Krankheiten des Körpers können mit Hilfe von Arzneien geheilt werden, oder dank der Macht des Geistes, der durch die Seele wirkt.«

Verena Kast bezeichnet die Imagination als »Raum der Freiheit«:

»Der Raum der Imagination ist der Raum der Freiheit – ein Raum, in dem auf ganz natürliche Weise Grenzen überschritten, Raum und Zeit relativiert, Möglichkeiten, die wir nicht mehr oder noch nicht haben, erlebbar werden. Der Raum der Imagination ist der Raum der Erinnerung, er ist aber auch – und das in erster Linie – der Raum der aktuell in die Gegenwart hereingeholten Zukunft. In der Imagination wird vieles möglich, was wir nicht für möglich halten, was uns gar als phantastisch erscheint. In unseren Imaginationen bildet sich die Seele mit ihren Wünschen, ihren Ängsten, ihren Sehnsüchten und ihren schöpferischen Möglichkeiten ab; Situationen, die wir schon erlebt haben, können wir noch einmal nacherleben; dank unserer imaginativen Fähigkeiten können wir uns auch in andere Menschen hineinversetzen, nachfühlen, wie ihnen zumute sein mag. Mit ihr können wir uns veränderte Situationen vorstellen, können uns vorstellen, wie eine gewisse Situation verändert werden könnte.«[36]

Imaginationen können helfen, die körperliche und seelische Befindlichkeit nachhaltig zu verbessern. Am bekanntesten sind Phantasiereisen. Dabei nutzen wir die Fähigkeit des Menschen zur gerichteten

Aufmerksamkeit. Die Phantasie wird auf positive Ereignisse in der Vergangenheit oder Zukunft gerichtet, um angenehmen Gefühle zu aktivieren. Je nach Ziel der Phantasiereise können unterschiedliche Inhalte gewählt werden: Geht es darum, schöne Gefühle anzuregen, so werden Sie aufgefordert, sich innerlich an einen angenehmen Ort zu begeben. Der Ort kann spontan in der Phantasie entstehen oder im Vorfeld der Imagination abgesprochen werden. Alle Imaginationen werden durch eine kurze Phase der Entspannung eingeleitet. Dabei soll keine Tiefenentspannung erreicht werden. Es reicht, wenn ein Zustand leicht unterhalb der Schwelle des aktiven Wachzustandes angestrebt wird. Wer in der Entspannungsphase einschläft, verpasst die Phantasiereise.

Sollen mit der Imagination Angstzustände reduziert werden, so empfiehlt sich die Übung »Sicherer Ort«. Dabei werden Sie aufgefordert, sich einen Ort vorzustellen, der Ihnen Sicherheit und Geborgenheit gibt. Sicherheit ist das Gegengewicht zur Angst. Je sicherer Sie sich fühlen, umso kleiner wird Ihre Angst. Dass Sicherheit ein entscheidendes Gegengewicht zur Angst darstellt, hat sich in der Traumaforschung der letzten 20 Jahre als Grundsatz: »Safety first – Sicherheit geht vor« durchgesetzt. Auch in der Psychoonkologie, die häufig mit traumatischem Erleben zu tun hat, hat sich diese Orientierung an der Sicherheit als hilfreich erwiesen.

Es gibt inzwischen viele Phantasiereisen, die einen Ort der Sicherheit und/oder einen Ort des Wohlbefindens zum Ziel haben. Ich stelle Ihnen hier eine besondere Variante vor: »Excellent Moment«. Unter diesem Namen ist eine Imaginationsübung bekannt geworden, die nicht nur den Sehsinn, sondern auch die anderen Sinne einbezieht. Sie eignet sich besonders gut für voraussehbare Angstsituationen. Bei Ihnen sind dies vielleicht vor allem die Nachuntersuchungen oder der Beginn einer Chemotherapie. In der ersten Zeit nach der Akutbehandlung, in der die Abstände zwischen den Nachuntersuchungen noch relativ kurz sind, bleibt oft die Angst auf einem sehr hohen Niveau. Nach der Erleichterung durch das Ergebnis »ohne Befund« denken Sie bereits die nächste Untersuchung. Angstgefühle folgen den Gedanken und treiben sie weiter an.

Wie die meisten Imaginationsübungen beginnt auch diese mit einer Entspannung. Es folgt die Einladung einer gedanklichen Reise durch den eigenen Körper, um dort einen Platz zu suchen, der sich *im Moment* am sichersten anfühlt. Die Suche nach einem *relativ* sicheren Ort ist wichtig, weil es einen *absolut* sicheren Ort nicht gibt. Außerdem würde die Suche nach einem völlig sicheren Ort dazu führen, dass Sie den Entspannungszustand verlassen, weil Sie sich bei der Suche zu sehr anstrengen. Sichere Orte im eigenen Körper sind häufig solche, auf die die Patienten nach eigenen Angaben durch bewusstes Nachdenken nie gekommen wären. Der sichere Ort im Körper wird mit einer Erinnerung verknüpft, die als ein Gefühl von Sicherheit verankert wird. Sind Sie neugierig auf die Übung geworden? Dann lassen Sie sich den folgenden Anleitungstext mit langsamer Stimme und vielen Pausen vorlesen, während Sie auf einer Matte, einer Liege oder einem Teppich mit geschlossenen Augen liegen. Telefone sollten ausgeschaltet sein.

▶ *Übung »Excellent Moment«*

Geh für einen Moment mit deinen Gedanken zu deiner Atmung. Folge mit deiner Aufmerksamkeit dem Einatmen und dem Ausatmen. Du brauchst nichts dabei zu verändern. Geh nur mit der Atmung mit. Wenn die Atmung sich dabei etwas verändert, dann lass es geschehen. (…) Geh dann mit deiner Aufmerksamkeit der Reihe nach zu den Stellen, an denen der Körper Kontakt zum Boden hat. Du kannst bei den Fersen anfangen. Spüre die Stelle, an der die Fersen aufliegen. (…) Geh dann weiter mit deiner Aufmerksamkeit die Unterschenkel entlang bis zu den Kniekehlen, dann die Oberschenkel entlang bis zum Gesäß. Spür auch dort die Stelle, wo das Gesäß aufliegt. (…) Manchmal fühlt sich die eine Hüfte anders an als die andere. Wenn es einen Unterschied gibt, dann nimm ihn nur wahr, Du brauchst nichts damit zu machen. (…) Geh dann weiter mit deiner Aufmerksamkeit: die Wirbelsäule entlang. Spüre die Stellen, an denen der Rücken aufliegt. Geh weiter bis zum Nacken und nimm die Stelle wahr, an der dein Hinterkopf aufliegt. Geh mit der Aufmerksamkeit über die Kopfhaut nach vorne bis zur Stirn. Spüre den Bereich um die Augen, um die Nase und um den Mund. Geh dann weiter den Hals entlang bis zu den Schultern. Nimm die Stellen wahr, an denen die Schulterblätter aufliegen. Geh dann mit feiner Aufmerksamkeit die Oberarme entlang bis zu den Ellbogen, dann die Unterarme entlang bis zu den Händen und Fingerspitzen. Nimm die Stellen wahr, wo die Hände entweder die Unterlage, den Körper oder sich gegenseitig berühren. (…)
Und nun geh mit deiner Aufmerksamkeit nach innen in den Körper. Mit deinen Gedanken kannst du dort überall hin.

Begib dich auf eine Reise durch den Körper und suche dir die Stelle aus, die sich im Moment am sichersten anfühlt. (…) Wenn du sie gefunden hast, verweile dort einen Moment mit deiner Aufmerksamkeit. Dabei kannst du dir vorstellen, diese sichere Stelle sei ein schöner Raum, in dem du dich gerne aufhältst. Suche dir in Gedanken einen Platz in diesem Raum, der zu dem Gefühl von Sicherheit passt und ruhe dich dort ein wenig aus. (…) Erlaube es, dass das Gefühl von Sicherheit sich in deinem Körper ausbreitet.

Spüre nach, welche Erinnerung in dir aufsteigt, die zu diesem Körpergefühl passt. Nimm die erste Erinnerung, die kommt, auch wenn du erstaunt bist, dass du dich gerade daran erinnerst. Du kannst körperlich spüren, ob die Erinnerung zu deinem Körpergefühl passt oder nicht. (….)

Nimm nun die Einzelheiten dieser Erinnerung wahr. Was und wen siehst du? Was fühlst du? Was hörst du und riechst du? Was ist das Angenehmste in dieser Situation, an die du dich erinnerst. Nimm die Einzelheiten wahr und lass das Gefühl sich weiter ausbreiten. (…)

Nun komme mit deiner Aufmerksamkeit in deinem Tempo zurück in diesen Raum. Nimm wahr, wo du dich befindest. Bevor du gleich die Augen öffnest, strecke dich einmal – so wie man sich morgens räkelt, damit der Kreislauf wieder in Schwung kommt. Du kannst das Körpergefühl noch ein wenig nachklingen lassen, dich dabei hier im Raum umsehen und dir einen kleinen Gegenstand aussuchen, der zu deiner Erinnerung passt. (…) Dieser Gegenstand ist dann der Griff, mit dem du in den nächsten Tagen immer wieder an dieses Gefühl herankommen kannst.

Den gefundenen kleinen Gegenstand (zum Beispiel einen kleinen Stein) leihe ich häufig bis zum bevorstehenden »Angsttermin« aus. Es lohnt sich, diese kleine Übung täglich einmal bis zur Nachuntersuchung durchzuführen. Dabei fühlen Sie den Stein mit der Hand und nutzen ihn als Zugang zur Erinnerung. So können Sie das Gefühl der Sicherheit neu entstehen lassen. Ich habe häufig erlebt, dass Patienten mit Hilfe dieser Übung eine üblicherweise Angst auslösende Situation zwar nicht angstfrei überstanden haben, die Angst aber immerhin so weit reduziert war, dass sie von ihr nicht überschwemmt wurden.

Diese Übung ist sehr wirksam, um Angst zu reduzieren. Der Weg ist der gleiche wie der, auf dem die Angst entstanden ist, man geht ihn nur in die andere Richtung. Vorher haben die Gedanken und die immer präzisere Vorstellung von der Nachuntersuchung und dem möglichen Ergebnis mit seinen katastrophalen Folgen das Gefühl von Angst ausgelöst und ständig verstärkt. In dieser Übung ist es die gefühlte Erinnerung an eine Situation von Sicherheit, die im eigenen Körper das Gegenstück von Angst, ein Gefühl von Sicherheit, einpflanzt.

Manchmal besteht die wirksame Hilfe darin, bestimmte Situationen und die dazugehörigen Gefühle und Gedanken voneinander zu trennen. Nehmen wir das Einschlafen, das vielleicht auch Ihnen oft schwer fällt. Was können Sie tun, wenn Entspannungs- und Imaginationsübungen nicht möglich sind, weil das dauernde Grübeln über die nächste Chemotherapie, die Sorgen um Ihre Kinder und den Ehemann jede Entspannung und damit den Schlaf unmöglich machen? Was tun, wenn sich bereits eine Angst vor dem abendlichen Zu-Bett-Gehen entwickelt, weil Sie schon ahnen, dass Sie gleich stundenlang wach liegen werden? Hier hat sich der sogenannte »Grübelstuhl« bewährt. Diese Übung dient dazu, Ihr Bett von Gedanken freizuhalten und für das Schlafen zu reservieren. Das Nachdenken und Grübeln soll ausschließlich auf dem Grübelstuhl stattfinden.

▶ Übung »Grübelstuhl«

Suchen Sie sich einen (nicht allzu bequemen) Stuhl in Ihrer Wohnung aus, den Sie in Zukunft für das Grübeln nutzen können. Es sollte auf keinen Fall die Sitzgelegenheit sein, auf der Sie sich tagsüber und abends am liebsten aufhalten. Wenn abends die Gedanken kommen, stehen Sie bitte sofort auf und begeben sich auf Ihren Grübelstuhl. Dort können Sie in aller Ruhe so lange grübeln, bis Sie es leid sind und wieder ins Bett möchten. Wenn im Bett wieder die Gedanken kommen, wiederholen Sie den Wechsel zum Grübelstuhl so oft, bis Sie bei der Rückkehr ins Bett einschlafen können.

Zugegeben – diese Übung ist am Anfang sehr lästig. Sie hat sich allerdings als äußerst wirksam erwiesen, dient sie doch dazu, Ihr Bett von den Gedanken und Sorgen frei zu halten. Auch hier merkt sich

Ihr Gehirn die künstlich eingeführte Trennung von Bett und Grübelgedanken.

Kann man Krebs mit Imagination behandeln?

Bekannt ist das »Simonton-Training«, das nach seinem Erfinder benannt ist und von vielen Befürwortern als wirksames Mittel gegen die Erkrankung selbst angesehen wird. Von Patienten wird es immer wieder angefragt. Es besteht im Wesentlichen aus Imaginationsübungen, bei denen Entspannungsanweisungen verbunden werden mit geleiteten bildhaften Vorstellungen. Dabei stellen sich die Patienten vor, wie die Leukozyten die Krebszellen erfolgreich bekämpfen. Der wissenschaftliche Nachweis einer Wirksamkeit konnte bisher nicht erbracht werden. Auch wenn Sie mit diesen Übungen den Krebs nicht bezwingen können, kann Ihnen das Simonton-Training trotzdem helfen. Es bietet Ihnen ein gewisses Gegengewicht zu den Gefühlen von Ohnmacht und unterstützt den Gedanken, einen eigenen Beitrag leisten zu wollen.

Der Dortmunder Psychologe Erhard Beitel hat vor mehr als zwanzig Jahren das sogenannte »Bochumer Gesundheitstraining« entwickelt. Ein Heilungsversprechen ist von seiner Seite nicht damit verbunden. Dennoch verbinden manche Patienten oder auch Helfer dieses Training mit dem Wunsch, auch die Krebserkrankung damit zu beeinflussen. In den 15 Übungen finden Sie all das wieder, was in diesem Kapitel angesprochen wurde. Es sind Themen des täglichen Lebens und des seelischen Gleichgewichts (zum Beispiel Selbstvertrauen, Ausgeglichenheit, Ruhe, Kraft und Bewegung). Ihnen können diese Übungen dabei helfen, mehr an Gesundheit als an Ihre Krankheit zu denken. An Ihre Erkrankung zu denken, das hilft Ihnen wenig. Wenn Sie sich aber mit der Frage »Was tut mir gut?« beschäftigen, dann ergeben sich neue Schritte zur Verbesserung des körperlichen und seelischen Befindens. Die wissenschaftliche Auswertung des Bochumer Gesundheitstrainings bestätigt dies.

In den letzten Jahren wurden in der Traumatherapie eine Reihe von hilfreichen Imaginationen entwickelt, mit denen Patienten sich von aufdrängenden Gedanken und Bildern abgrenzen können[37]. Eine davon ist die sogenannte »Tresor-Übung«, eine Imagination, bei der die eigenen Belastungsthemen sehr sorgfältig in einen Tresor gepackt werden, der anschließend gut verschlossen wird. Die Belastung durch negative Erinnerungen geht zurück, wenn sie an anderer Stelle als im eigenen Kopf »sicher aufgehoben« sind.

Wann sind Imaginationsübungen nicht für Sie geeignet?

Imaginationen sollten nicht durchgeführt werden
- bei akuten und chronischen Psychosen (wie Schizophrenie)
- bei ausgeprägter Zwangssymptomatik (wie Waschzwang)
- wenn sich anstatt angenehmer Empfindungen jedes Mal unangenehme Empfindungen einstellen. Mit psychotherapeutischer Hilfe kann hier aber meistens eine Änderung herbeigeführt werden.

Wie kann Körpertherapie Ihnen helfen?

Sie kennen sicher die Erfahrung, dass Sie über Ihre Krankheit viel nachgedacht haben, mit mehreren Menschen darüber gesprochen haben und am Ende feststellen mussten, dass Gespräche und Nachdenken nur teilweise helfen können. Hier setzt die Körpertherapie an. Sie bietet Methoden an, einem persönlich bedeutenden Thema mit Hilfe von körperlichen Erfahrungen nachzugehen.

Nehmen wir zum Beispiel die Angst – ein ständiger Begleiter bei Krebspatienten und ihren Angehörigen. Sie können anstatt über die Angst zu sprechen auch Ihren Partner, einen Freund oder eine Freundin bitten, Sie in den Arm zu nehmen. Das wirksamste Mittel gegen Angst ist nicht das Gespräch, sondern die Berührung. Die Reduzierung der Spannung und damit der Angst geht am schnellsten über die Haut. Wir scheinen als Erwachsene ein intuitives Wissen verloren zu haben, das uns in der Regel sofort zur Verfügung steht, wenn es um Kinder geht: Stellen Sie sich bitte für einen Moment vor, vor Ihnen steht ein kleines Kind mit großer Angst. Was tun Sie? – Sie nehmen das Kind in den Arm. Intuitiv wissen wir, dass es dem Kind nicht helfen würde, wenn wir ihm erklären, weshalb es keine Angst zu haben braucht.

Der Vorteil einer körperlichen Herangehensweise an die belastenden Gefühle: Sie können unmittelbar prüfen, ob Ihnen etwas guttut. Wenn die Spannung im Bauchraum zurückgeht, dann ist das Nachdenken über »Richtig« und »Falsch« überflüssig. Die »Prüfinstanz«

sind nicht die anderen Menschen, die Ihnen Ratschläge erteilen, sondern Ihr eigener Körper.

Ich stelle Ihnen hier zwei ganz unterschiedliche körpertherapeutische Übungen vor, die Sie auch mit einem Freund oder einer Freundin oder Ihrem Partner als Begleiter durchführen können.

Die »Atemwelle« ist eine Übung des körperlichen Begleitens, die ein tiefes Gefühl des Verstandenwerdens auslösen kann. Bis auf die Absprache zu Beginn der Übung wird dabei nicht gesprochen. In einer Partnerschaft beklagen sich oft die Frauen darüber, dass sie mit ihrem Mann nicht über ihre Sorgen wegen der Erkrankung sprechen können. Für diese kleine Übung gibt es oft eine größere Bereitschaft.

▶ *Übung »Atemwelle«*

Sie legen sich je nach Vorliebe oder auch Schmerzbedingungen möglichst bequem auf den Bauch oder auf den Rücken. Berührungen am Rücken werden in der Regel als weniger intim empfunden und sind für manche Menschen leichter zugänglich. Der Begleiter hockt sich daneben, achtet dabei darauf, dass er selbst bequem sitzt. (Wer als Begleiter selbst unter Spannung steht, kann dem anderen keine Ruhe vermitteln.) Der Begleiter beobachtet zunächst circa 1 Minute lang die Atmung des Liegenden, legt dann eine Hand auf eine Stelle, an der er die Atmung besonders deutlich wahrnimmt. Dort geht er mit minimalen Bewegungen mit der Atmung mit. Er begleitet auf diese Weise das Ein- und Ausatmen. Wenn die Berührungsstelle als nicht so angenehm empfunden wird, soll eine andere Stelle gewählt werden. Die Begleitung kann auf diese Weise circa 5 bis 10 Minuten erfolgen. Für den Begleiter ist es besser, rechtzeitig aufzuhören als verkrampft noch 2 Minuten länger in der Sitzposition durchzuhalten. Im Anschluss können beide kurz ihre Empfindungen austauschen, erforderlich ist es aber nicht.

Oft stellen die Begleiter fest, dass sie sich – ohne es zu merken – dem Atemrhythmus der Begleiteten angepasst haben. Das ist normal und ein Ausdruck der Empathie, des Verstehens: Zwei Menschen, die in einer wohlwollenden Beziehung zueinander stehen, gleichen meistens eine Reihe von Körperrhythmen einander an.

In den kritischen Zeiten der Krebserkrankung (Diagnose, Behandlung, eventuell Wiedererkrankung) brauchen wir Hilfe, haben aber häufig nicht gelernt, um Hilfe zu bitten und angebotene Hilfe ohne Gegenleistung anzunehmen. Besonders für Menschen, die in ihrem Alltag in einem guten Sinne »Macher« sind, ist das Annehmen von Hilfe besonders schwer. »Macher« sind Menschen, die sehr häufig denken: »Was mache ich, wenn …«. Sie können oft sehr gut planen und organisieren, sind ständig mit dem nächsten Schritt beschäftigt. Für sie ist Ohnmacht oft das schlimmste Gefühl. Sie möchten sich am liebsten selbst helfen und keine Hilfe annehmen. Es gibt aber Hilfen, die wir uns nicht selbst geben können. Während wir eine Entspannungsübung selbst durchführen können, können wir uns zum Beispiel nicht selbst Halt geben oder uns selbst Trost spenden. Für beides brauchen wir ein Gegenüber und die Fähigkeit, Hilfe anzunehmen. Hier ist gerade nicht das »Machen« gefragt, sondern eher das »Lassen«.

Die kleine körperliche Übung »Rückhalt – Halt im Rücken« setzt an dieser Stelle an und gibt Ihnen die Möglichkeit, Halt und Unterstützung anzunehmen.

▶ *Übung »Rückhalt – Halt im Rücken«*

Für diese Übung benötigen Sie einen Helfer oder eine Helferin. Sie selbst setzen sich auf einen Hocker oder seitwärts auf einen Stuhl ohne Armlehne. Der Helfer sitzt hinter Ihnen und hält die Hände so nah an Ihren Rücken, dass Sie sich anlehnen können, wenn Sie es möchten. Versuchen Sie einmal, sich von den angebotenen Händen halten zu lassen. Wie viel Prozent Ihres Körpergewichts geben Sie beim ersten Versuch an die Helferin ab? Wie viel Prozent müssten es sein, damit Sie sich nicht mehr selbst halten, sondern sich halten lassen? Was hindert Sie hauptsächlich daran, sich halten zu lassen? Versuchen Sie es ein zweites Mal. Geben Sie dabei etwas mehr Gewicht ab. Was fühlt sich anders an als beim ersten Mal? Was ist neu an der Erfahrung?

Die Frage »Was ist neu?« ist übrigens häufig eine spannende und sinnvolle Frage. Sie lenkt Ihre Aufmerksamkeit auf das, was bisher in Ihrem Leben nicht selbstverständlich war. Ihre eigene Entwicklung geht meistens dort weiter, wo Sie die Erfahrung von etwas Neuem machen. Eugene T. Gendlin, ein amerikanischer Forscher und Psychotherapeut, der lange erforschte, wann Menschen sich verändern, beschrieb es so: Menschen ändern sich dann, wenn es innerlich das

Gefühl von frischer Luft gibt. Nehmen Sie die gerade vorgestellte Übung »Halt im Rücken«: Sind Sie jemand, der gewohnt ist, alles selbst zu regeln? Wenn Sie sich in der Übung darauf einlassen, etwas mehr von Ihrem Körpergewicht an die andere Person abzugeben, kann es sein, dass plötzlich »ein Groschen fällt« und Sie spüren, wie angenehm und entlastend es sich anfühlt, wenn Sie Unterstützung annehmen. Fast immer sind solche plötzlichen Evidenz-Erlebnisse von einem tiefen Atemzug begleitet. An dieser Stelle kann Ihre Entwicklung weitergehen. Sie können lernen, sich mehr Entlastung und Hilfe zu erlauben.

So können körperorientierte Verfahren Ihnen in einer Zeit, in der sie Ihren Körper wegen der »bösartigen« Erkrankung eventuell nicht leiden können, neue Möglichkeiten aufzeigen: Sie können »hautnah« erfahren, was Ihnen gut tut und damit Ihren eigenen Körper nicht mehr als Feind, sondern wieder als Verbündeten erleben. Selbst wenn aus der Feindschaft, die durch die Krebserkrankung entstanden ist, nicht gleich eine Freundschaft wird – ein »Waffenstillstand« oder ein »Nicht-Angriffspakt« ist häufig bereits ein großer Fortschritt.

18. Was bringt Psychotherapie?

SUSANNE SINGER

Hilft Psychotherapie bei Krebs?

In den vergangenen Kapiteln haben Sie verschiedene Formen von Psychotherapie kennengelernt. Aber womöglich fragen Sie sich nun: Bringt das alles denn etwas? Gerade Menschen, die nach einer Krebsdiagnose niedergeschlagen und hoffnungslos (Therapeuten sagen: depressiv) sind, können sich oft kaum vorstellen, dass »ein paar Gespräche« ihr Befinden tatsächlich verbessern können. Es ist ja gerade ein Bestandteil ihres Leidens, keinerlei Licht am Ende des Tunnels zu sehen. Die meisten Menschen haben auch schon vieles versucht, damit sie sich besser fühlen. Und wenn das dann alles nicht geholfen hat, sind sie nicht nur enttäuscht, sondern auch noch in ihrem Gefühl bestärkt, alles habe keinen Sinn.

Nun also die Frage: Hilft Psychotherapie? Die Antwort darauf ist ganz klar: Ja, sie hilft. Das ist wissenschaftlich gut untersucht und belegt. Wer einmal erlebt hat, wie sich ein krebskranker Mensch, der sich in einer tiefen emotionalen Krise befindet, im Verlauf einer Psychotherapie wieder psychisch stabilisiert und dem Leben mit all seinen Herausforderungen neu entgegentreten kann, der fragt sich manchmal, warum dieser Mensch nicht schon eher Hilfe gesucht hat. Gerade bei einer Krebserkrankung kann eine solche Stabilisierung und Neuausrichtung sehr hilfreich sein.

Natürlich muss man auch etwas genauer fragen: *Wem* hilft Psychotherapie? Und wem hilft *was* (oder *wer*)? *Wann* hilft sie am besten? Und was heißt eigentlich, dass sie »hilft« – was kann sich dadurch *verändern*, und was nicht?

Wie können Sie von einer Psychotherapie profitieren?

Psychotherapie hilft all jenen, die den Wunsch haben, wirklich etwas an ihrem Erleben zu verändern. Wenn Sie zum Beispiel den Wunsch haben, mit einer belastenden Situation besser klarzukommen oder sich selbst anders wahrzunehmen, können Sie von einer Psychotherapie profitieren.

Mögliche Fragen, die Sie mit Hilfe einer Psychotherapie angehen können, sind zum Beispiel: Wie kann ich dafür sorgen, dass mich meine Ängste vor einem Fortschreiten der Erkrankung nicht mehr so überschwemmen? Wie kann ich meinen veränderten Körper wieder akzeptieren? Wie gewinne ich wieder etwas Selbstvertrauen zurück, nachdem ich meine Arbeit durch die Krebserkrankung verloren habe? Ich will mein Leben ändern, aber wie? Warum habe ich eigentlich so eine extreme Angst vor den Untersuchungen?

Typische Probleme, die in einer Therapie angegangen werden, sind innere Widersprüche. Psychotherapeuten sprechen von »Konflikten«.

Ein Mann kommt zur Therapie, der eine Krebserkrankung im Mundraum hatte. Die Operation hat dazu geführt, dass seine Sprache nun verwaschen klingt. Auf Außenstehende wirkt es sogar oft so, als ob er betrunken sei. Dies ist eine sehr belastende Situation für ihn. Hinzu kommt aber, dass er sich sowieso auch schon vor der Erkrankung als Mann unsicher fühlte. Selbstbewusst und sicher war er nur dann, wenn er »den Macker raushängen lassen« konnte, wie er sagt. Das war zum Beispiel auf seiner Arbeitsstelle der Fall – er leitete eine große Lebensmittelfiliale. Auch dann, wenn er seiner Freundin teure Geschenke kaufen konnte oder sie auf eine Motorradspritztour mitnahm, ging es ihm gut. Nun hat er aber durch die Erkrankung seine Arbeit verloren, und damit auch seine innere Stütze. Alles bricht zusammen.

Sein Konflikt besteht darin, dass er einerseits den Anspruch an sich hat, wieder »der Macker« sein zu wollen, andererseits durch seine körperliche Behinderung diesen Ansprüchen nicht mehr genügen kann, und drittens durch den Verlust der Arbeit auch noch die bisher wichtigste Stütze seines Selbstbewusstseins verloren hat.

Ein solches Problem kann man nicht mit einem Medikament lösen. Es bedarf des gemeinsamen Nachdenkens und Sprechens, einer Psychotherapie also. Wie kann man sich das als Laie vorstellen, wie funktioniert so etwas?

In der Therapie erlebt der Mann zunächst, wie unfassbar traurig und wütend er ist. Er stellt auch fest, dass er sich Trauer bisher eigentlich kaum erlaubt hat, weil er immer den Anspruch an sich hatte, alles im Griff haben zu müssen. Er erinnert sich, dass er aufgewachsen ist mit dem Motto »Jungs heulen nicht«. Seine Mutter habe von ihm gefordert, jederzeit fit und leistungsstark zu sein. Diesen Anspruch hat er übernommen und verinnerlicht. In der Therapie erlebt er eine andere Reaktion: Die Therapeutin fordert nicht von ihm, jederzeit leistungsstark und gefühlsbeherrscht zu sein. Sie wendet sich ihm auch dann zu, wenn er wütend und niedergeschlagen ist. Das wiederum ermöglicht dem Patienten, sich selbst als traurig und verletzt zu sehen und so auch zu akzeptieren. Nach und nach braucht er dadurch auch keine »Kompensation durch Arbeit« mehr.

An diesem Beispiel kann man gut sehen, was Psychotherapie kann, aber auch, was sie nicht kann. Sie kann den Mann nicht einfach »auf Knopfdruck« selbstbewusster machen, auch wenn viele Patienten sich das verständlicherweise wünschen! Sie kann auch nicht das Leid wegnehmen, das durch die Krebserkrankung entstanden ist. Die Lähmung der Zunge, der Arbeitsplatzverlust, die Angst vor einem möglichen Rezidiv – all das sind ganz reale Leiden und Sorgen, die man nicht »wegreden« kann. Psychotherapie kann das Leid und den Schmerz nicht ungeschehen machen. Aber sie kann helfen, Dinge klarer zu sehen, sich selbst in einem neuen Licht zu betrachten, sich und andere besser zu verstehen, neue Verhaltensweisen auszuprobieren.

Sigmund Freud, der Gründer der Psychoanalyse, hat einmal gesagt, das Ziel von Psychotherapie sei das Wiedererlangen von Liebes-, Arbeits- und Genussfähigkeit. Genau das ist es, was Psychotherapie erreichen kann.

Was kann Psychotherapie bei Krebspatienten langfristig bewirken?

Es gibt inzwischen eine sehr große Zahl von wissenschaftlichen Untersuchungen zu dieser Frage. Das Ergebnis ist eindeutig und unstrittig: Psychotherapie kann das psychische Befinden von Krebspatienten verbessern. Insbesondere Niedergeschlagenheit und Ängste nehmen deutlich ab. Dies trifft für verschiedene Formen von Psychotherapie zu: Sowohl Einzelgespräche als auch Paartherapien, Gruppentherapien, Psychoedukation und Entspannungsverfahren haben solche positiven Effekte.

Wann ist es bei einer Krebserkrankung ratsam, eine Psychotherapie in Anspruch zu nehmen?

Die Fragen nach dem »*Wann*« ist ebenfalls nicht pauschal zu beantworten. Schon die Mitteilung der Diagnose Krebs führt bei vielen Menschen – zumindest vorübergehend – zu ernsten psychischen Krisen. Manchen hilft es, sich bereits in diesen ersten Phasen der Krebserkrankung mit einem Psychotherapeuten zu unterhalten, für andere ist es ausreichend, sich mit einem Freund oder dem Partner auszutauschen, anderen hilft das Gespräch mit ihrem Onkologen und sie benötigen keine weitere professionelle Unterstützung in dieser Zeit.

Viele Krebspatienten gehen dann zum Psychotherapeuten, wenn die Zeit der Akutbehandlung und der Anschlussheilbehandlung vorbei ist. Dann ist man nicht mehr so viel mit Arztterminen beschäftigt und allmählich rücken grundlegende Fragen mehr in den Vordergrund: Will ich weiter so leben wie bisher? Wie kann ich mit meinen Ängsten vor einem Fortschreiten der Erkrankung besser umgehen? Wie kann ich meinen veränderten Körper wieder akzeptieren? Warum habe ich so große Angst vor den Untersuchungen? Bei der Suche nach Antworten können Psychotherapeuten hilfreich sein.

Aber auch dann, wenn der Wunsch oder der Bedarf nach Psychotherapie erst später im Verlauf der Krebserkrankung auftaucht, zum Beispiel nach mehreren Jahren, ist eine Therapie oft sinnvoll und gewinnbringend.

Auch in Phasen von Rezidiven oder wenn nur noch eine palliative Behandlung möglich ist – wenden Sie sich an Psychotherapeuten, wenn Sie in psychischer Not sind, und zögern Sie nicht zu lange! Möglich ist auch, wiederholt eine Psychotherapie zu beantragen.

Generell kann man sagen, dass psychische Probleme umso leichter zu lösen sind, je weniger verfestigt sie sind. Wenn also jemand, der 75 Jahre alt ist, ein Problem angehen möchte, welches er schon seit Kindesbeinen mit sich herumträgt, wird er vermutlich länger daran zu arbeiten haben als wenn er schon mit 25 Jahren zur Psychotherapie gegangen wäre. Das Motto: »Je eher, desto besser« trifft also meistens zu. Trotzdem kann es im Einzelfall auch einmal anders sein. Jeder sollte hier also auf das eigene Gefühl achten und sich fragen: Wann bin ich bereit für ein offenes und ehrliches Gespräch über mich? Menschen, die von sich wissen, dass sie generell eher zu viel zögern und Hilfe für sich schwer in Anspruch nehmen können, dürfen sich aber auch die Frage stellen: Wie lange will ich eigentlich noch warten, bis ich mir Unterstützung zugestehe?

Gerade dann, wenn Sie oder einer Ihrer Angehörigen unter einer Krebserkrankung leiden und damit nicht zurechtkommen, dann zögern Sie nicht, sondern suchen Sie einen Therapeuten auf, der mit Ihnen dann gemeinsam klären kann, ob Sie von einer Psychotherapie profitieren können. Die Krebserkrankung ist Belastung genug, da sollte man jede Hilfe nutzen, die sich anbietet.

Krebs und das soziale Umfeld

19. Krebs und Partnerschaft

TANJA ZIMMERMANN

Im folgenden Kapitel wird es darum gehen, wie sich eine Krebserkrankung auf Ihre Partnerschaft auswirken kann. Sie werden Wege kennenlernen, wie Sie sich gegenseitig unterstützen und mit den Belastungen durch die Erkrankung gemeinsam umgehen können. Im Mittelpunkt steht dabei das Gespräch mit dem Partner.

Welche Auswirkungen kann eine Krebserkrankung auf Ihre Partnerschaft haben?

Als die Diagnose Krebs bei meiner Frau klar war, war die Belastung für mich sehr extrem. Ich glaube, es war genauso schlimm wie für meine Frau, bloß, dass ich die Krankheit nicht gehabt habe. Mir war richtig flau im Magen und mein Herz raste. Sofort kamen Gedanken: »Was passiert?«, »Wie geht's weiter?«, »Wie schlimm wird es?«, »Wie weit ist der Krebs schon gewandert?« Die Gedanken kamen hoch, aber ich hab sie verdrängt, um auch auf andere Gedanken zu kommen, um auch das Positive zu sehen und meiner Frau Halt zu geben. Die negativen Gedanken und Gefühle waren schon da, aber ich hab sie halt weggeschoben und hätte auch nicht gewusst, wohin damit ...« (Herr M. über seine Reaktionen auf die Krebsdiagnose seiner Frau)

Die Stressreaktion

Wie Sie in dem Fallbeispiel sehen, können auch Partner von Krebspatienten ähnliche Stressreaktionen auf die Diagnose erleben wie die Patienten selbst, manchmal mit geringerer Intensität, manchmal auch mit der gleichen. Insbesondere die Angst vor dem Fortschreiten der Erkrankung, die sogenannte Progredienzangst, zeigt sich nicht nur bei Patienten, sondern auch bei den Angehörigen. »Wird es wiederkommen?«, »Wird mein Mann auf fremde Hilfe angewiesen sein?«, »Was wird aus der Familie, wenn meiner Frau was passiert?«, sind typische Gedanken der Progredienzangst bei Partnern und tragen dazu bei, dass sich auch die Angehörigen ängstlich und belastet fühlen.

In einer Untersuchung mit Angehörigen von Patienten mit verschiedenen Erkrankungen zeigten 49 % der Partner eine deutlich ausgeprägte Progredienzangst.[38] Dabei waren insbesondere bei den Angehörigen von Krebspatienten die Progredienzängste sehr hoch (92 % der Angehörigen von Lungenkrebspatienten und 70 % von Darmkrebspatienten zeigten hohe Progredienzangst). Aber auch bei anderen chronischen Erkrankungen wie Diabetes oder Rheuma zeigen Partner Ängste vor dem Fortschreiten der Erkrankung.

Eine Krebserkrankung belastet also nicht nur den erkrankten Patienten, sondern auch die gesunden Partner. Welche Auswirkungen hat die Erkrankung nun auf die Partnerschaft?

Auswirkungen auf den partnerschaftlichen Alltag

Insbesondere in der Zeit nach der Diagnosestellung kommt es bei den meisten Paaren zu deutlichen Veränderungen im partnerschaftlichen Alltag. Bei einer klassischen Rollenverteilung benötigt die erkrankte Frau möglicherweise mehr Unterstützung des Mannes im Haushalt oder durch die Erkrankung des Mannes und die damit verbundenen finanziellen Einbußen muss die Frau mehr arbeiten, um für finanzielle Sicherheit in der Familie zu sorgen. Es können sich also durch die Erkrankung Rollenverschiebungen ergeben. Während der medizinischen Behandlung und den damit verbundenen Nebenwirkungen kann es zudem zu einer Einschränkung von Aktivitäten kommen. Das können Dinge sein, die Patienten gemeinsam mit ihrem Partner gemacht haben (zum Beispiel der gemeinsame Tanzkurs) oder aber auch Dinge, die Sie vorher alleine gemacht haben (zum Beispiel im Sportverein). Dies sind nur zwei Beispiele, die deutlich machen, dass die Diagnose Krebs massive Einflüsse auf den Alltag sowohl des Einzelnen als auch des Paares haben kann.

Eine Krebserkrankung als chronische Erkrankung stellt in der Stressforschung ein kritisches Lebensereignis dar. Kritische Lebensereignisse führen in der Partnerschaft in der Regel dazu, dass das Paar »zusammenrückt« und mit »vereinten Kräften« diese schwere Zeit durchzustehen versucht.[39] Die medizinische Behandlung erstreckt sich jedoch in den meisten Fällen über einen langen Zeitraum. Operation, Chemotherapie, Bestrahlung, Antihormontherapie können mitunter ein Jahr oder länger in Anspruch nehmen. Das heißt, das Paar muss einen »langen Atem« haben und die Veränderungen in den Rollen und im Alltag über einen langen Zeitraum tragen. Dies gelingt Paaren unterschiedlich gut: Die einen wachsen in dieser Zeit noch stärker zusammen, die anderen merken, dass es auch zunehmend schwieriger wird. Insbesondere für Paare, die schon vor der Krebserkrankung unglücklich in ihrer Beziehung waren oder Probleme hatten, ist dies eine starke Belastungsprobe für die Partnerschaft und mitunter kommt es auch zur Trennung.[40]

Insbesondere nach Abschluss der Behandlung wird bei diesen Paaren eine Trennung wahrscheinlicher. Paare, die dann in die sogenannte »Überlebensphase« übergehen – also die Zeit nach der Erkrankung und medizinischen Behandlung –, müssen sich der Herausforderung stellen, wie sie den Übergang wieder hin zu einem »normalen« Leben gestalten. Diese Zeit stellt für viele Paare einen kritischen Zeitpunkt dar. Die intensive medizinische Betreuung wird abgeschlossen, es gibt Nachsorgetermine, die in größeren Abständen wahrzunehmen sind, aber grundsätzlich steht die Rückkehr in den Alltag (eventuell auch beruflichen Alltag) an. Die Paare haben zu diesem Zeitpunkt bereits eine lange Zeit hinter sich, in der die Bewältigung der Krebserkrankung im Mittelpunkt ihres Lebens stand. Diese Zeit kann sehr belastend und anstrengend sowohl für die beiden Partner als Einzelpersonen als auch für beide als Paar gewesen sein.

Die meisten gesunden Partner versuchen während der medizinischen Behandlung ihren erkrankten Partner so gut es geht zu unterstützen und zu entlasten. Der Abschluss der medizinischen Behandlung stellt für viele Partner auch einen Abschluss der intensiven Betreuung und »Rücksichtnahme« auf den erkrankten Partner dar. Eine Rückkehr zur »Normalität« mit den vor der Krebserkrankung vorhandenen Rollen in der Partnerschaft wird angestrebt. Für viele Patienten kann dieser »Umbruch« zu massiv oder zu schnell sein, sodass sie sich noch nicht bereit fühlen, wieder die »alte« Rolle, die sie vor der Erkrankung in der Partnerschaft innehatten, einzunehmen; oder aber die Krebserkrankung führt dazu, dass sich Prioritäten verändert haben, sodass eine Rückkehr in die alte Rolle nicht mehr gewünscht wird. Zum Beispiel könnte eine Unzufriedenheit im Beruf, die schon vor der Erkrankung bestand, dazu führen, dass eine Rückkehr in den alten Job nicht mehr gewollt wird. Ebenso kann es sein, dass sich die Prioritäten im häuslichen Umfeld ändern, vielleicht wird die Erledigung des Haushalts nicht mehr so wichtig genommen oder die Unterstützung durch den Partner bei alltäglichen Dingen soll bestehen bleiben. Viele gesunde Partner erleben diese Veränderungen oder Verschiebungen von Prioritäten bei sich selbst nicht. Somit kann es sein, dass sich die Partner in unterschiedliche Richtungen entwickeln: Der eine möchte, dass alles so wird wie vorher, der andere möchte eine neue oder andere Richtung einschlagen. Ist das Paar nicht in der Lage, diese Entwicklung in unterschiedliche Richtungen zu erkennen und sich darüber auszutauschen, kann es zu erheblichen Partnerschaftsproblemen bis hin zu einer Entfremdung und Trennung des Paares kommen.

Die Auseinandersetzung mit einer chronischen Erkrankung kann aber auch *positive Aspekte* beinhalten. Die Erfahrung, dass die Partnerschaft auch diese Belastung aushält, kann einen Gewinn darstellen und zu einem neuen Gefühl der Nähe und Intimität zwischen den Partnern beitragen. In einer Untersuchung mit 182 Krebspatienten erwiesen sich die wahrgenommene Unterstützung durch das Umfeld, eine hohe Partnerschaftszufriedenheit, geringe Angst- und Depressionswerte, geringe psychische Belastung und eine längere Zeit seit Diagnosestellung als Einflussfaktoren auf die sogenannte Posttraumatische Reifung.[41] Damit sind positive Veränderungen gemeint, die auf ein belastendes Ereignis folgen können und zum Beispiel durch Einstellungen wie: »Ich schätze Kleinigkeiten mehr als vorher«, »Ich habe gemerkt, wie stark ich doch bin«, oder: »Ich weiß, dass andere für mich da sind und mich unterstützen«, ausgedrückt werden. Demzufolge sind soziale Beziehungen für diese Reifungsprozesse bedeutsam.

Somit kann eine Krebserkrankung nicht nur eine Belastung darstellen, sondern auch eine Bereicherung. Die Fähigkeit des Paares, die Herausforderungen durch die Krebserkrankung zu bewältigen, beeinflusst die kurz- und auch langfristige Anpassung an die Krankheit – hat also entscheidenden Einfluss auf das seelische Wohlbefinden des Paares. Es stellt sich somit die Frage, wie Sie sich als Paar am besten unterstützen können?

Partnerschaftliche Unterstützung

Eine ganze Reihe von Studien zeigt, dass die jeweiligen Partner die wichtigste Quelle emotionaler und praktischer Unterstützung für den Patienten darstellen.[42] Auf die Frage, wer oder was ihnen hilft, mit dieser Erkrankung umzugehen, antworten die meisten mit »mein Mann« oder »meine Frau«. Die gesunden Partner sind somit in einer »Doppelrolle«. Zum einen sind sie der wichtigste Lieferant von Unterstützung für den Erkrankten, zum anderen sind sie aber auch selber durch die Erkrankung belastet und bräuchten eigentlich auch Unterstützung. Wie Herr M. schon sagte: »Die negativen Gedanken und Gefühle waren schon da, aber ich hab' sie halt weggeschoben und hätte auch nicht gewusst, wohin damit.«

Hinzu kommt die Frage nach dem »Wie«. »Wie kann ich meine Frau am besten unterstützen?«, »Was kann ich für meinen Mann tun?« Viele Angehörige fühlen sich hilflos, weil sie den anderen leiden sehen, aber nicht wissen, wie sie am besten helfen können.

Es gibt zwei Arten, wie Sie unterstützen können: *praktisch und emotional*. Bei der *praktischen Unterstützung* geht es darum, etwas für den anderen zu tun. Zum Beispiel Ratschläge geben, Informationen einholen, Aufgaben übernehmen, um den anderen zu entlasten. Die *emotionale Unterstützung* beinhaltet Dinge wie »Mut machen«, »Wertschätzung«, »sich solidarisieren«, »Interesse für die Belastungen des anderen«, aber auch Körperkontakt und Zärtlichkeit.

Im Folgenden erhalten Sie einen Einblick in diese beiden Unterstützungsformen und Hinweise darauf, was Sie konkret tun können, um sich gegenseitig zu unterstützen. Die folgenden Empfehlungen entstammen einem Programm, dass für Paare entwickelt wurde, bei denen ein Partner an Krebs erkrankt ist: Seite an Seite.[43]

Praktische Unterstützung

Die praktische Unterstützung beinhaltet, etwas für den anderen zu *tun*. Hierfür ist es wichtig, zu wissen, was dem anderen gut tut und womit Sie Ihren Partner unterstützen können. Es ist nicht immer ganz einfach zu wissen, welche Unterstützung jetzt hilfreich ist. Vielleicht sind Sie schon länger ein Paar und kennen den anderen sehr gut, sodass Sie auch viel über den anderen wissen. Eine Krebserkrankung stellt für viele Paare eine massive Belastung dar – vielleicht auch erstmalig in der Partnerschaft. Somit kann es sein, dass die Dinge, die sonst hilfreich waren, nicht mehr wirken oder verändert werden müssen. So kann etwa bei früheren Stresssituationen im Leben Humor eine gute Strategie gewesen sein. Zum Beispiel kann es gut getan haben, über Belastungen bei der Arbeit gemeinsam mit Ihrem Partner zu lachen und die Dinge von der »lustigen« Seite zu sehen. Dies führte dazu, dass Sie sich besser und entlastet fühlten. In der Bewältigung einer Krebserkrankung kann Humor weiterhin eine hilfreiche und entlastende Strategie sein. Es kann aber auch sein, dass es Ihnen schwerer fällt, diese Strategie anzuwenden, oder dass Sie sich von Ihrem Partner nicht ernst genommen fühlen, wenn dieser auf Ihre Belastung immer mit Humor reagiert. Es kann also sein, dass eine Strategie, die vorher in Ihrer Partnerschaft hilfreich war, nun nicht mehr so gut funktioniert. Dies kann zu Verunsicherung und Hilflosigkeit führen. Wenn Sie also sicher gehen wollen, dass Ihre Unterstützung auch hilfreich ist, sollten Sie den anderen fragen, was ihm gut tut, womit Sie ihn entlasten können, welche Aufgaben Sie übernehmen können etc.

> **Frau K.: Ich wollte schon gerne mit meinem Mann über seine Krebserkrankung sprechen, aber irgendwie hab ich mich nicht getraut. Allein der Gedanke daran führte schon dazu, dass ich weinen musste, und ich wollte meinen Mann nicht noch weiter belasten. Also habe ich mich zusammengerissen und lieber nichts gesagt. Er wirkte auf mich auch sehr verschlossen und hat von sich aus auch nichts gesagt.**

Es ist nicht immer einfach, über Krebs zu sprechen. Viele Menschen vermeiden dieses Thema lieber, aus Angst vor der Reaktion des anderen (»Ich will meine Frau ja nicht noch mehr belasten, indem ich das Thema Krebs anspreche«) oder vor den eigenen Reaktionen (»Es hilft meinem Mann auch nicht, wenn wir über Krebs reden und ich in Tränen ausbreche«). Somit entsteht eine große Unsicherheit. Sie trauen sich vielleicht nicht, Ihren Partner einfach anzusprechen, sondern warten auf den »günstigen Moment«. Viele Paare versuchen dann durch Beobachtung herauszufinden, wann ein guter Zeitpunkt sein könnte. Der eine Partner versucht am Gesichtsausdruck oder bestimmten Bewegungen die Gedanken des anderen zu erkennen, um daraus ableiten zu können, was zu tun ist. Dieses »Gedankenlesen« funktioniert leider nicht besonders gut. Es ist auch ein weit verbreiteter Irrtum, dass glückliche Paare sich Wünsche von den Augen ablesen können. Glückliche Paare sind vielmehr in der Lage, möglichst oft miteinander über ihre Gefühle und Gedanken zu reden.

Wenn Sie also wissen möchten, wie Sie als Angehöriger Ihren erkrankten Partner am besten unterstützen können, sollten Sie ihn einfach fragen (zum Beispiel: »Was kann ich für dich tun?«, »Was tut dir gut?«). Auf der anderen Seite sollten Sie als Patient aber auch aktiv werden und Ihrem Partner von sich aus sagen, welche Unterstützung Ihnen gut tut (zum Beispiel: »Es würde mich sehr entlasten, wenn du mich beim nächsten Arztbesuch begleiten würdest«, »Es tut mir gut, wenn du mich von Zeit zu Zeit einfach mal kurz in den Arm nimmst«). Beachten Sie dabei, dass nicht nur der erkrankte Partner, sondern auch der gesunde Partner belastet ist und Beistand braucht. Diese Unterstützung findet zum Großteil in der Partnerschaft statt. In den meisten Fällen wird es keine gleichmäßige Unterstützung sein, da der erkrankte Partner vermutlich mehr Hilfe benötigt. Dennoch erleben es Krebspatienten als sehr hilfreich und entlastend, wenn sie auch einmal etwas für ihre Partner tun können, indem sie Hilfe anbieten.

Miteinander reden ist also für den Erfolg der Unterstützung sehr wichtig. Sagen Sie – sowohl als Patient als auch als Angehöriger – Ihrem Partner, was Sie sich von ihm wünschen, oder fragen Sie, wie Sie am besten helfen können. Wenn Sie dann den gewünschten Beistand erhalten oder gegeben haben, sollte Sie mit Ihrem Partner besprechen, ob dieser auch hilfreich war. Manchmal kann es sein, dass wir Dinge im Vorfeld als unterstützend einschätzen, die dann im Nachhinein doch nicht so hilfreich waren. Aber auch darüber sollten Sie sich mit Ihrem Partner austauschen und sprechen. Nur so können Sie Hilflosigkeit und Unsicherheit überwinden

Miteinander sprechen

Manche Paare haben eine gut funktionierende Partnerschaft, in der sie zufrieden sind, andere waren vielleicht schon vor der Erkrankung unzufrieden. Dennoch zeigt sich auch bei den »glücklichen« Paaren, dass der gesunde Partner seine innersten Gefühle versteckt, um den erkrankten Partner nicht zu belasten oder ihn zu schonen. In dem Fallbeispiel beschreibt Herrn M., dass ihm sofort Gedanken kamen wie: »Was soll aus uns werden, wenn meine Frau stirbt?«, verbunden mit starken Ängsten. Er hat jedoch versucht, »sich nichts anmerken zu lassen«, um seine Frau nicht weiter zu belasten und ihr Halt zu geben.

Es können aber auch Sorgen sein, die nicht unbedingt mit der Krebserkrankung in Zusammenhang stehen, die der gesunde Partner aus Rücksichtnahme jetzt nicht mit dem anderen besprechen will – auch wenn das sonst in der Partnerschaft üblich war. So kann es sein, dass sich der gesunde Partner über einen Kollegen geärgert hat und dies normalerweise mit seiner Frau besprechen würde, es jetzt aber lieber für sich behält, um sie nicht noch zusätzlich zu belasten. Problematisch daran ist, dass der erkrankte Partner häufig »spürt«, dass der andere belastet ist. Wenn er aber die Ursache nicht kennt, könnte er auch auf den Gedanken kommen, etwas falsch gemacht zu haben. Auch hier erleben wir wieder das Phänomen des »Gedankenlesens«. Dieses Verhalten ist sowohl für jeden Einzelnen als auch für Sie als Paar ungünstig. Die Partnerschaft wird langfristig instabiler, weil Sie Ihre Intimität nicht erhalten, sondern sich emotional voneinander entfernen.

Spielregeln für hilfreiche Gespräche mit dem Partner

Regelmäßige gemeinsame Gespräche mit Ihrem Partner – am besten mehrmals die Woche – sind für eine erfolgreiche partnerschaftliche Unterstützung wichtig. Dabei brauchen die Gespräche nicht lang zu sein. Sie sollten aber darauf achten, dass Sie einen Zeitpunkt wählen, bei dem Sie möglichst ungestört und in Ruhe mit Ihrem Partner reden können (zum Beispiel, wenn die Kinder im Bett sind). Es ist – auch in einer intimen Partnerschaft – nicht immer einfach, dem anderen sein »Innerstes« preiszugeben. Dafür ist ein Rahmen notwendig, in dem Sie auch sicher sein können, dass der andere sich zum Beispiel nicht über Sie lustig macht oder Ihre Sorgen abtut. Hilfreich ist es daher, wenn Sie im Vorfeld eines solchen Gesprächs bestimmte, für beide Partner verbindliche Regeln aufstellen, die sogenannten Gesprächsregeln.

In jedem Gespräch gibt es zwei Rollen: der eine erzählt – er ist somit der Sprecher –, und der andere hört zu – er ist somit der Zuhörer.

Ein Gespräch ist nur dann hilfreich, wenn beide Partner an die Reihe kommen. Gleichzeitiges Reden funktioniert meist nicht so gut. Daher ist es erforderlich, dass ein Partner die Sprecherrolle und der andere die Zuhörerrolle einnimmt und sich zunächst einmal mit seiner eigenen Meinung zurückhält. Um die Einhaltung der Rollen zu erleichtern, gibt es für jede Rolle drei Regeln.

Sprecherregeln:
1. von sich sprechen (Ich-Gebrauch)
2. konkret sein
3. von den eigenen Gefühle sprechen

Zuhörerregeln:
1. aufmerksam zuhören
2. nachfragen
3. zusammenfassen in eigenen Worten

Die folgenden Beispiele sollen Ihnen verdeutlichen, wie Sie die Regeln anwenden können:

Beispiele für den Sprecher
Beispiel 1:

Du hättest ja mal für mich ans Telefon gehen können. Hättest dir doch denken können, das mich das einen Tag nach der Chemo anstrengt, wenn ständig jemand anruft. Ist ja wieder typisch, dass ich mich da auf dich nicht verlassen kann.

Beispiel 2:

Am Tag nach der Chemo bin ich immer ziemlich kaputt. Wenn dann das Telefon klingelt, strengt es mich unheimlich an, dranzugehen und zu sprechen. Gestern Abend wäre es für mich entlastend gewesen, wenn du ans Telefon gegangen wärst. Ich würde mich sehr freuen, wenn du das beim nächsten Mal für mich übernehmen könntest.

Sie haben sicher bemerkt, dass in der ersten Aussage Vorwürfe und Aufforderungen an den Partner enthalten sind. Auch wird das Verhalten des Partners verallgemeinert (»typisch«). Wenn Sie Ihrem Partner etwas Wichtiges mitteilen wollen, sollten Sie darauf achten, dass Sie von sich sprechen (»Ich ...«). Damit vermeiden Sie auch, dem anderen (unbeabsichtigt) Vorwürfe zu machen. Vermeiden Sie zudem Verallgemeinerungen (»immer« oder »nie« oder Charakterzuschreibungen (»Das ist ja wieder typisch für dich«), sondern sprechen Sie von einer konkreten Situation (»Gestern Abend ...«) oder einem konkreten Verhalten (»... wenn du ans Telefon gegangen wärst ...«). Somit vermeiden Sie, dass Sie vom eigentlichen Thema abkommen und sich dann über »alte Geschichten« streiten. Bei der dritten Regel geht es darum, dem anderen mitzuteilen, wie es Ihnen geht und wie Sie sich fühlen (»... bin ziemlich kaputt ...«, »... strengt es mich unheimlich an ...«). Wenn Sie sich öffnen und beschreiben, was in Ihnen vorgeht, muss Ihr Partner nicht versuchen, Ihre Gefühle zu »erraten«. Außerdem lassen sich so auch Anklagen und Vorwürfe vermeiden.

Beispiele für den Zuhörer

Als Zuhörer sollten Sie darauf achten, dass Sie dem anderen zeigen, dass Sie ihm auch wirklich zuhören und Interesse an seinen Äußerungen haben. Dies gelingt am besten, wenn Sie den anderen ansehen und durch unterstützende Gesten oder Äußerungen wie Nicken, »aha«, »hmmh« signalisieren, dass Sie zuhören. Dies wird als aktives Zuhören bezeichnet.

Aber auch wenn Sie ein guter »aktiver« Zuhörer sind, kann es vorkommen, dass Sie den anderen nicht richtig verstehen oder sich der andere nicht verstanden fühlt. Auch das »Aneinandervorbeireden« kann häufig vorkommen. Daher sollten Sie zunächst versuchen, genau zuzuhören, was der andere sagt, ohne das Gesagte zu bewerten oder gleich eine Lösung für ein mögliches Problem zu finden.

Beispiel:

> **Frau M.: Ich will nicht, dass mir bei der Chemo die Haare ausfallen.**

> **Herr M.: Das ist doch nicht so schlimm, Schatz. Die wachsen doch wieder und bis dahin kaufen wir eine Perücke.**

Was glauben Sie, wie sich Frau M. nach dieser Äußerung ihres Mannes fühlt? Vermutlich denkt sie sich: »Der versteht mich nicht. Der weiß gar nicht, wie schlimm das für mich ist.« Woran kann das liegen? Zum einen äußert Frau M. nicht, wie es ihr eigentlich geht. Sie könnte zum Beispiel sagen: »Ich habe so große Angst, dass mir bei der Chemo die Haare ausfallen.« Dadurch wäre es für den Partner leichter, das Gefühl zu erkennen und er hätte die Möglichkeit, anders zu reagieren. Zum anderen könnte Herr M. auch erst einmal nachfragen, bevor er das vermeintliche Problem gleich löst. Wenn Sie also bei einem Gespräch das Gefühl haben, dass sich der andere nur indirekt äußert und Gefühle oder Wünsche nicht genau benennt, und Sie sich nicht sicher sind, was der andere fühlt oder denkt, dann sollten Sie direkt nachfragen (zum Beispiel: »Wie geht es dir dabei?« oder: »Wie fühlst du dich?«). Sie können auch direkt nachfragen, was sich der andere von Ihnen wünscht oder was hilfreich wäre (zum Beispiel: »Wie kann ich dir helfen?«, »Was kann ich für dich tun?«, »Was würde dir jetzt gut tun?«).

Eine weitere Gesprächsregel für den Zuhörer ist, das Gesagte zusammenzufassen. Beim Zusammenfassen sollten Sie das, was Ihr Partner gesagt hat, mit eigenen Worten wiedergeben. Diese Regel wird Ihnen vermutlich sehr künstlich vorkommen, denn normalerweise fassen wir ja nicht erst zusammen, bevor wir etwas erwidern. Dennoch ist diese Regel insbesondere für wichtige Gespräche die bedeutendste. Es gibt mehrere Vorteile: Wenn Sie zusammenfassen, müssen Sie zum einen genau zuhören und zum anderen können Sie und der Sprecher sichergehen, das Gesagte auch richtig verstanden zu haben. So können Missverständnisse beseitigt werden, bevor sie zum Problem werden. Insbesondere in Streitgesprächen verhindert diese Regel, dass wir vorwurfsvoll oder verletzend reagieren.

» **Frau M.: Gestern Abend hat es mich total genervt, dass du die ganze Zeit ferngesehen hast. Ich hätte mich gerne mit dir unterhalten.** «

Mögliche Antwort *ohne* vorheriges Zusammenfassen:

» **Herr M.: »Du hättest doch einfach was sagen können. Das kann ich ja nicht riechen.«** «

Mögliche Antwort *mit* einer Zusammenfassung:

» **Herr M.: Gestern Abend wolltest du dich gerne mit mir unterhalten, aber es hat dich geärgert, dass ich die ganze Zeit Fernsehen geguckt habe?** «

Vielleicht haben Sie bemerkt, dass die erste Antwort ohne Zusammenfassung eine Zuspitzung der Situation zur Folge haben könnte (Frau M.: »Das hättest du dir ja wohl denken können. Ich hab ja gar nicht zum Fernsehen geguckt.«) und mit weiteren Vorwürfen zu einem Streit führen könnte. Das Zusammenfassen hingegen verhindert dies, indem die Erwiderung des Zuhörers »gebremst« wird und somit eine Zuspitzung verhindert werden kann. Nur so kann das Gespräch konstruktiv werden und Gefühle wie Ärger ausgedrückt werden, ohne dass der andere sich gleich angegriffen oder verletzt fühlt. Dadurch wird es dann auch möglich, eine Lösung zu finden (Herr M.: »Sag mir beim nächsten Mal doch einfach Bescheid, dass du reden möchtest, dann schalte ich den Fernseher aus.«)

Als kleine Übung können Sie einen Abend auswählen, bei dem Sie aktiv die Rollen verteilen und jeder von Ihnen sich bemüht, auf die Einhaltung der jeweiligen Regeln zu achten. Zum Beispiel könnte der an Krebs erkrankte Partner beginnen und über ein krebsrelevantes Thema sprechen. Er wäre dann in der Sprecherrolle und könnte seinem Partner sagen, was ihn belastet und was der andere Hilfreiches tun oder sagen könnte. Achten Sie als Sprecher darauf, von sich zu sprechen (»Ich«) und möglichst konkret (»beim nächsten Mal«) zu sein sowie Ihre Gefühle (»freuen«) direkt anzusprechen (zum Beispiel: »Ich würde mich sehr freuen, wenn du das beim nächsten Mal für mich übernehmen könntest.«)

Als Zuhörer sollten Sie aktiv zuhören, also den anderen ansehen, nicken und das Gesagte zusammenfassen, bevor Sie antworten. Und natürlich bei Unklarheiten nachfragen. Danach können Sie die Rollen tauschen.

Auswirkung einer Krebserkrankung auf die Sexualität

Die Krebserkrankung und ihre Behandlung haben häufig auch negative Auswirkungen auf die gemeinsame Sexualität (vergleiche auch Kapitel 10). Es kann zum Beispiel sein, dass durch die Erkrankung oder durch die Behandlung das Lustempfinden oder die Erektionsfähigkeit gestört sind oder es zu Schmerzen beim Geschlechtsverkehr kommt. Sexualität, wie Sie sie vor dem Krebs in Ihrer Partnerschaft kannten, ist vielleicht für einen gewissen Zeitraum (zum Beispiel während der Chemotherapie) oder auch dauerhaft, zum Beispiel nach Operationen wegen Prostatakrebs, nicht mehr möglich. Dies kann zu Verunsicherungen und Unzufriedenheit in der Partnerschaft führen. Auch hier ist es wieder sehr wichtig, dass Sie als Paar auch über dieses Thema miteinander reden.

Herr M.: Während der Chemotherapie meiner Frau haben wir auf Sex verzichtet. Das war auch kein Problem. Die Gesundheit meiner Frau geht schließlich vor. Aber jetzt – würde ich schon ganz gerne wieder mit ihr schlafen. Ich weiß allerdings nicht so recht, ob sie schon so weit ist oder überhaupt will. Ich will sie ja auch nicht drängen.

Frau M.: Während der Chemo war ich sehr dankbar, dass mein Mann nicht mit mir schlafen wollte, aber jetzt – irgendwie hätte ich schon mal wieder Lust. Aber ich weiß gar nicht, ob das noch so funktioniert wie vorher. Außerdem sehe ich mit der operierten Brust auch anders aus – nicht mehr wirklich sexy. Das findet mein Mann vielleicht auch und findet mich gar nicht mehr begehrenswert. Bisher hat er noch keine Versuche unternommen, wieder mit mir zu schlafen. Wahrscheinlich hat er keine Lust mehr …«

Dieses Beispiel zeigt, dass es zu großen Missverständnissen kommen kann, wenn man seine Ängste und Wünsche in Bezug auf die Sexualität nicht offen äußert. Es kann auch sein, dass sich durch die Krebserkrankung Ihre Wünsche und Vorstellungen, wie Sie mit Ihrem Partner schlafen wollen, geändert haben. Vielleicht sind Sie sich als Betroffener einer Krebserkrankung auch nicht sicher, wie die Krebserkrankung oder die Nebenwirkungen der medizinischen Behandlung Ihre Lust oder Ihre Erektionsfähigkeit beeinflusst hat. Vielleicht mögen Sie an einigen Stellen nicht mehr so berührt werden wie vorher, vielleicht benötigen Sie auch Hilfsmittel, um sexuelle Erregung zu erlangen. Sprechen Sie mit Ihrem Partner darüber, teilen Sie ihm mit, welche Ängste und Sorgen Sie haben, aber auch welche Wünsche Sie haben (zum Beispiel, dass Sie gerne wieder miteinander schlafen möchten oder aber auch, dass Sie sich noch nicht bereit dafür fühlen). Da das Sprechen über Sexualität nicht immer ganz einfach ist, können Sie die folgende Übung ausprobieren.

▶ Übung Sexualität

Überlegen Sie zunächst – jeder für sich – was Ihnen in Bezug auf die gemeinsame Sexualität besonders wichtig ist. Das können Begriffe wie Liebe, Leidenschaft, Körperkontakt, Vertrauen, Treue, Kommunikation, Lust, Begierde, Phantasie, Orgasmus sein. Versuchen Sie die Begriffe, die Ihnen zuerst in den Sinn kommen, aufzuschreiben, und zwar so, dass Sie die Dinge, die Ihnen am wichtigsten sind, unten auf dem Zettel aufschreiben (wie das Fundament bei einem Haus) und andere Dinge, die für Sie zwar dazu gehören, aber nicht so wichtig sind, weiter oben anordnen. Wenn Sie fertig sind, erklären Sie Ihrem Partner Ihr »Bild«. Versuchen Sie über jeden Begriff zu sprechen. Was bedeutet zum Beispiel »Lust« für Sie? Woran merken Sie, dass Sie Lust empfinden? Woran kann Ihr Partner merken, dass Sie Lust empfinden? Woran merken Sie bei Ihrem Partner Lust? Wichtig bei dieser Übung ist, dass Sie miteinander reden und dem anderen mitteilen, was für Sie in Bezug auf die gemeinsame Sexualität wichtig ist, was sich vielleicht auch durch die Krebserkrankung verändert hat oder was Sie sich vom anderen wünschen. Versuchen Sie bei der Übung, die Gesprächsregeln einzuhalten.

Die partnerschaftliche Kommunikation ist somit in vielen Bereichen – Ängste und Sorgen, Belastungen durch die Erkrankung, Zukunftsängsten, Sexualität – eine wichtige Fertigkeit, die Ihnen und Ihrem Partner helfen kann, die Belastungen einer Krebserkrankung besser zu bewältigen. Manchmal ist es jedoch nicht so einfach »miteinander« (wieder) ins Gespräch zukommen. Insbesondere, wenn Sie schon vor der Krebserkrankung Probleme in der Partnerschaft hatten. Wenn Sie das Gefühl haben, dass Ihre partnerschaftlichen Probleme umfassender sind, sollten Sie sich professionelle Hilfe suchen, zum Beispiel bei Beratungsstellen oder spezialisierten Paar- oder Sexualtherapeuten. Dort haben Sie die Möglichkeit, Paargespräche unter professioneller Anleitung zu führen. Insbesondere zu Beginn, wenn Sie vielleicht lange nicht mehr mit Ihrem Partner »kommuniziert« haben – das heißt sich lange nicht über Ihre Gedanken und Gefühle ausgetauscht haben –, ist es gut, wenn ein Therapeut Sie in der Kommunikation unterstützt. In der Regel geht es in der Paartherapie darum, (wieder) miteinander ins Gespräch zu kommen und Unterstützung bei der Problemlösung zu erhalten – und zwar in einem geschützten Rahmen, in dem es keine Verletzungen geben soll. Der Therapeut bietet diesen Rahmen, sodass Sie lernen können, miteinander zu sprechen und somit auch schwierige Themen anzugehen, wie zum Beispiel sexuelle Probleme. Somit haben Sie auch die Sicherheit, dass es einen Ort und eine Zeit gibt, in der Sie mit Ihrem Partner sprechen können. Durch den intensiven Austausch kommen Sie einander wieder näher, was Gefühle von Sicherheit, Intimität und Geborgenheit in der Beziehung fördert.

20. Wie erkläre ich es meinem Kind?

ELKE REINERT

Einleitung

Eltern haben das Bedürfnis, ihre Kinder zu beschützen. Sie möchten ihnen eine sorglose Kindheit ermöglichen und versuchen, Belastungen von ihren Kindern fernzuhalten und ihnen Ängste zu ersparen. Eltern möchten ihre Kinder schonen und sprechen deshalb nicht über ihre Krebserkrankung und weihen ihre Kinder vorerst nicht in die neue Situation ein.

Ich möchte Sie einladen, sich einige Minuten in die folgende Situation hineinzuversetzen, und zwar mit den Augen eines Kindes:

> Stellen Sie sich vor, im Elternhaus herrscht plötzlich eine angespannte Atmosphäre. Es finden Gespräche oder Telefonate hinter verschlossenen Türen statt, die Eltern reagieren vielleicht sehr empfindlich oder auch gereizt; möglicherweise weinen Mutter oder Vater auch. Außerdem ist ein Elternteil öfter außer Haus, hat »Termine«, über die nicht offen gesprochen wird. Der übliche Tagesablauf wie gemeinsames Frühstück, gemeinsames Mittagessen oder zu Bettgehrituale wird verändert. Verwandte oder Freunde der Familie sind öfter da, auch hier ist die Situation anders als sonst.

Was würden Sie als Kind empfinden oder denken? Sie würden sicher merken, dass hier etwas nicht stimmt. Dies beunruhigt die meisten Kinder.

> » Alles war so komisch bei uns zu Hause, die Mama hat immer geweint und gedacht, ich merke das nicht. Ich hab gedacht, meine Eltern lassen sich scheiden, so wie die Eltern von Tim aus meiner Klasse. «

Es kann auch vorkommen, dass Kinder denken, selbst etwas getan zu haben, das zu dieser Situation beigetragen hat. War ich zu frech oder böse? Habe ich etwas Falsches getan? Die Belastung, die eine Krebserkrankung für die ganze Familie bedeutet, lässt sich in der

Regel nicht überspielen. Wenn also der Grund für die angespannte Situation nicht klar ist, können die Kinder Phantasien entwickeln, die Ängste auslösen. Möglicherweise ist das Geschehen in der Phantasie noch schlimmer als die Realität. Eine Krebserkrankung lässt sich auf die Dauer nicht verheimlichen. Vielleicht hören Kinder ein Telefonat mit oder werden von Personen aus dem Umfeld angesprochen. Meist verbreitet sich die Information über Kindergarten oder Schule sehr schnell, auch wenn dies nicht gewünscht wird. Eine Information auf Umwegen kann das Vertrauen der Kinder in die Eltern stark erschüttern.

> Ich hab gar nicht gewusst, was ich sagen soll, als die Lena mich in der Schule gefragt hat, ob meine Mama jetzt stirbt, weil sie doch Krebs hat. Mir hat zu Hause keiner was gesagt, vielleicht haben die nicht mit mir gesprochen, weil es wirklich so schlimm ist und die Mama jetzt stirbt.

Ab dem Grundschulalter kann man davon ausgehen, dass Kinder schon einmal etwas über die Krankheit Krebs gehört haben. Die meisten können auch die Bedrohlichkeit der Erkrankung einordnen.

Ich möchte Sie als Eltern aus all diesen Gründen ermutigen, mit Ihren Kindern sobald wie möglich offen über die Krebsdiagnose zu sprechen. Es gibt inzwischen Studien, die belegen, dass eine offene Kommunikation über die Erkrankung als große Entlastung von den Kindern empfunden wird. Dies ist der erste Schritt zu einer gelungenen Bewältigung dieser Situation, sowohl für die Kinder als auch für Sie.

Zeitpunkt und Gestaltung des Gespräches

Sie als Eltern brauchen auch Zeit, um mit der Diagnose umzugehen und sich zu stabilisieren. Sie sollten aber aus den oben genannten Gründen nicht zu lange warten. Es wäre gut, wenn beide Elternteile dieses Gespräch gemeinsam führen. Es gibt keinen optimalen Zeitpunkt im Tagesverlauf für dieses Gespräch. Nur sollte es nicht direkt vor der Schlafenszeit geführt werden, damit die Kinder die Möglichkeit haben, die Informationen gemeinsam mit den Eltern zu »verdauen«. Vielleicht kann nach dem Gespräch auch noch etwas gemeinsam unternommen oder gespielt werden. Ein möglicher Einstieg in das Gespräch kann sein:

Du/ihr habt sicher gemerkt, dass wir in letzter Zeit sehr angespannt waren und vielleicht ist dir/euch auch einiges komisch vorgekommen. Wir wollten deshalb mit dir/euch sprechen. Die Ärzte haben festgestellt, dass ich eine Erkrankung habe, die Darmkrebs heißt. Aus diesem Grund werde ich in der nächsten Zeit viel unterwegs sein, um mit den Ärzten zu besprechen, wie man das am besten behandelt.

Viele Eltern befürchten, dass sie in diesem Gespräch weinen müssen und glauben, das wäre für die Kinder dann besonders schlimm. Dies ist aber nicht der Fall, im Gegenteil. Wenn Kinder sehen, dass Sie Ihre Traurigkeit zeigen, kann es für die Kinder leichter sein, auch die eigenen Gefühle zu zeigen. Sie brauchen auch keine Stärke vorzutäuschen, die momentan vielleicht nicht vorhanden ist. Am Ende des Gespräches sollten Sie Ihre Kinder ermutigen, jederzeit Fragen zu stellen. So zeigen Sie Gesprächsbereitschaft und machen das Thema nicht zum Geheimnis. Bei vielen Kindern kommen Fragen erst später auf und es erleichtert sie, zu wissen, dass es in Ordnung ist, zu fragen. Es kann auch hilfreich sein, dass Sie als Eltern später immer mal wieder nachfragen: »Gibt es etwas worüber du dir Gedanken machst? Möchtest du irgendetwas wissen? Hast du Fragen?«

Welche Informationen brauchen Kinder?

Natürlich müssen Informationen dem Alter der Kinder angepasst werden. Es gibt jedoch einige allgemeine Richtlinien, die für nahezu jede Altersstufe gelten. Das Wichtigste ist, dass Sie Ihre Kinder nicht belügen, auch wenn das noch so gut gemeint ist! Es ist wichtig, dass Ihre Kinder darauf vertrauen können, dass sie von Ihnen über alles Wichtige in Bezug auf die Erkrankung und die Therapie auf dem Laufenden gehalten werden. Sie müssen nicht jeden Laborwert mitteilen, aber beispielsweise die Art der Behandlung wie Chemotherapie, Bestrahlung oder Operation.

Eine Umschreibung der Erkrankung wie »böse Zellen«, »kleiner Knubbel« oder »etwas, was da nicht hingehört« soll die Kinder oft schonen. Dies ist aber nicht hilfreich, da Begriffe wie Krebs oder Tumor später zwangsläufig fallen oder auch von anderen Personen benutzt werden. Die Kinder könnten dann schockiert sein oder sich von Ihnen getäuscht fühlen. Ich möchte Sie deshalb ermutigen, von

Anfang an die Worte Krebs oder Tumor auszusprechen. Benennen Sie bitte den konkreten Namen Ihrer Erkrankung wie »Brustkrebs«, »Darmkrebs« oder »Hirntumor«. Benutzen Sie konkretes Anschauungsmaterial wie Bücher, Zeichnungen oder ähnliches. Aber beschreiben Sie die Erkrankung nicht, indem Sie auf den entsprechenden Körperteil Ihres Kindes zeigen. Vor allem kleinere Kinder könnten Ängste entwickeln, die Krankheit selbst in sich zu tragen. Erklären Sie, welche Behandlungen durchgeführt werden, und auch deren sichtbaren Nebenwirkungen. »Ich werde Medikamente bekommen, die man Chemotherapie nennt und dabei werden mir die Haare ausfallen.« »Ich werde in Zukunft häufiger müde sein und mehr schlafen als sonst«.

Wichtig ist es Kindern zu sagen, welche Auswirkungen die Behandlung auch für ihren Alltag haben wird und wer sich eventuell zusätzlich um sie kümmern wird.

»Möglicherweise kann ich dich nicht mehr jeden Tag zur Schule bringen; das übernimmt dann der Papa oder die Oma«. »Es wird jemand kommen, der uns hilft einzukaufen, zu kochen und putzen«. »Wenn ich im Krankenhaus bin, kannst du am Mittag nach der Schule mit zu Lena gehen«.

Vielleicht taucht genau in dieser Situation bei Ihrem Kind ein Satz aus dem Gedächtnis auf, den Sie, wie viele andere Eltern auch, einmal hingeworfen haben: »Deine Nerverei macht mich ganz krank.« Erklären Sie, dass niemand Schuld hat an der Erkrankung. Vor allem kleinere Kinder können Schuldgefühle bekommen, die Erkrankung verursacht zu haben. Jüngere Kinder haben Krankheitserfahrungen mit Windpocken oder ähnlichem aus dem Kindergarten und der Schule. Viele dieser Erkrankungen sind ansteckend, deshalb stellen Sie bitte klar, dass Krebs nicht ansteckend ist.

Es kann hilfreich sein, wenn Sie besprechen, mit wem ihr Kind über die Erkrankung sprechen darf. »Du kannst gerne mit deinen Freunden über meine Krankheit sprechen«, oder: »Du kannst mit deiner besten Freundin über meine Krankheit sprechen aber mir wäre es nicht so recht, wenn du mit jedem darüber sprichst.« Manchmal werden Kinder auch von Außenstehenden auf die Erkrankung von Mutter oder Vater angesprochen und die Kinder wissen dann nicht, wie sie reagieren sollen. Auch hier können vorher besprochene Formulierungen hilfreich sein. »Wenn dich Frau Müller fragt, wie es mir geht, kannst du sagen: der Mama geht es gut, aber sie ist müde.«

Eltern haben oft die größte Angst vor der Frage: »Wirst du wieder gesund oder wirst du sterben?« Leider gibt es keinen allgemeingültigen Rat dafür, wie Sie diese Frage beantworten sollen. Aber auch bei dieser Frage sollten die Kinder nicht belogen werden. Wenn gute Aussicht auf Heilung besteht, könnte eine mögliche Antwort sein: »Die Ärzte geben sich große Mühe, mich gesund zu machen, und ich glaube das klappt auch«, oder: »Wir hoffen alle, dass ich durch die Behandlung wieder gesund werde«. Über den Umgang mit der Situation, dass es keine Heilung mehr gibt, können Sie später in einem gesonderten Abschnitt lesen (»Wenn es keine Heilung mehr gibt«).

Berücksichtigung des Alters

Natürlich braucht ein Kleinkind andere Unterstützung und Informationen als beispielsweise ein Teenager, deshalb folgt in diesem Abschnitt eine Einteilung in verschiedene Altersgruppen mit den entsprechenden Unterstützungsmöglichkeiten.

Kleinkinder bis drei Jahre

In diesem Alter sind ein stabiles Umfeld und damit auch stabile Bezugspersonen wichtig. Möglicherweise können Sie als Mutter oder Vater zeitweise nicht mehr in dem gewohnten Maß zur Verfügung stehen. Dann wäre es gut, wenn das Kind in seiner gewohnten Umgebung bleiben könnte, mit immer gleichen Bezugspersonen. Häufig wechselnde Versorgungspersonen könnten auf das Kind beunruhigend wirken und sollten wenn möglich vermieden werden. Hilfreich wäre es auch, gewohnte Rituale einzuhalten, wie feste gemeinsame Essenszeiten, die gewohnten Gute-Nacht-Rituale mit Vorlesen, Singen oder ähnlichem. In diesem Alter könnte die Trennung von Vater oder Mutter als Bestrafung aufgefasst werden. Leider ist eine Trennung bei einem Krankenhausaufenthalt nicht zu vermeiden. Aber auch Kindern im Alter von drei Jahren kann man dies erklären. Auch Besuche und telefonische Kontakte sind hilfreich, um die Trennungsphase gut zu überbrücken. Bei kleineren Kindern ist eine Erklärung nicht möglich; die oben benannte Beibehaltung eines stabilen Umfeldes ist hier besonders wichtig.

Kindergartenkinder

In diesem Alter können Sie den Kindern den Namen der Erkrankung mitteilen, was dagegen getan wird und welche Auswirkungen es für das Kind geben wird. Für diese Altersstufe gibt es inzwischen auch sehr gute kindgerechte Bilderbücher, die die Erkrankung und die Therapie mit den Nebenwirkungen erklären. Zu beachten ist, dass Kinder in dieser Altersgruppe das Wort Krebs mit dem Tier Krebs verbinden und entsprechende Phantasien und Vorstellungen entwickeln. Dieses Missverständnis sollte von Ihnen aktiv angesprochen und aufgeklärt werden.

Grundschulkinder

Kinder zwischen dem sechsten und elften Lebensjahr können lesen und schreiben und haben sicher schon etwas über Krebs gelesen oder gehört. Sie brauchen genauere Informationen als beispielsweise Kleinkinder, vor allem über die Erkrankung, die Behandlung und deren mögliche Nebenwirkungen. Das ist vor allem dann wichtig, wenn im Umfeld der Kinder in der Vergangenheit ein Mensch an Krebs verstorben ist. »Mein Opa hatte auch Krebs und ist gestorben, ich hab solche Angst, dass der Papa auch stirbt«. Sie können das als Eltern ansprechen und erklären, dass nicht jede Krebserkrankung gleich ist und nicht jeder Patient zwangsläufig an der Erkrankung stirbt. Machen Sie deutlich, dass Sie über ihre Erkrankung am besten Bescheid wissen und dass Ihre Kinder sich mit Fragen an Sie wenden können und dass sie nicht auf das hören sollen, was andere erzählen.

Jugendliche

Jugendliche haben in der Regel ein großes Bedürfnis nach Information. Diese kann ihnen auch wie einem Erwachsenen vermittelt werden. In dieser Altersgruppe spielt auch das Internet eine große Rolle, leider gibt es hier nicht immer nur seriöse Informationen. Es wäre gut, sich mit den Jugendlichen auszutauschen, woher sie ihre Informationen beziehen. Die Entwicklungsaufgabe für Jugendliche besteht darin, sich von der Familie zu lösen und selbständig zu werden. Dies kann durch eine Krebserkrankung eines Elternteils erschwert werden. Einige Jugendliche versuchen die Eltern zu unterstützen, indem sie so viele Aufgaben wie möglich übernehmen, sei es im Haushalt oder in der Betreuung jüngerer Geschwister. Sie verbringen kaum noch Zeit mit Freunden oder Freizeitaktivitäten außer Haus. Dies kann zwar auf den ersten Blick für die Familie hilfreich sein, es ist aber für die Entwicklung der Jugendlichen nicht günstig. Andere Jugendliche schotten sich völlig ab und sind fast gar nicht mehr zu Hause. In beiden Fällen ist es gut, gemeinsam Aufgaben festzulegen, die noch genügend Spielraum für Freizeitaktivitäten lassen.

Gerade bei älteren Kindern kann es vorkommen, dass sie von den Eltern als emotionaler Halt genutzt werden. Dies kann sich eventuell darin ausdrücken, dass Sie sich mit Ihrem jugendlichen Kind, anders als früher, ausführlich über Ihre momentane Gefühlslage austauschen, so wie Sie das sonst nur mit dem Partner oder engen Freunden tun würden. Das zeugt auf der einen Seite von Vertrauen Ihrerseits dem Kind gegenüber, kann aber leicht zur Überforderung führen. Sätze wie: »Das tut mir gut, so offen mit dir zu sprechen«, oder: »Das kann ich nur dir erzählen, bitte sag deinen Geschwistern nichts«, können bei Jugendlichen das Gefühl von Überforderung hervorrufen. Auch das Loben von angepasstem Verhalten – »seit du so viel im Haushalt übernimmst, geht es mir viel besser« – ist zwar gut nachzuvollziehen, drängt das Kind aber in die Rolle eines Partners. »Meine Mom spricht in letzter Zeit mit mir darüber, wie es ihr geht, manchmal ist das komisch und ich möchte es gar nicht so genau wissen, aber mit Papa kann sie nicht sprechen, sagt sie, dann hör ich halt zu.« Das ist aber nicht die Aufgabe der Kinder beziehungsweise der Jugendlichen. Seien Sie aufrichtig mit Ihrem Kind, achten Sie aber immer wieder darauf, Ihre Elternrolle einzunehmen. Dazu zählt auch, die Bedürfnisse des Kindes wahrzunehmen und es nicht in die Helferrolle zu bringen. Hierzu müssen andere Erwachsene gefunden werden, suchen Sie sich Vertraute aus, mit denen Sie offen über Ihre Ängste und Sorgen sprechen können. Wenn Sie das Gefühl haben, dass Sie sich mit niemandem wirklich austauschen können, zögern Sie nicht, psychoonkologische Hilfe oder die Unterstützung einer Selbsthilfegruppe anzunehmen.

Belastungsanzeichen

Vor allem bei jüngeren Kindern kann es vorkommen, dass sie in einer schweren Belastungssituation wieder anfangen, nächtlich einzunässen. Einige Kinder werden sehr ängstlich und anhänglich, möchten Vater oder Mutter gar nicht mehr verlassen und auch nicht mehr alleine schlafen. »Ich hab so Angst, wenn ich abends alleine im Bett liege, da kommen so blöde Gedanken, alles ist so anders«. In diesem Fall kann es nützlich sein, vorübergehend eine zusätzliche Schlafgelegenheit im Elternschlafzimmer einzurichten. Weitere Belastungsanzeichen sind vermehrte Aggression, verändertes Spielverhalten und Rückzug. Bei Schulkindern kann es zu einer Verschlechterung der Noten kommen.

Eine Krebserkrankung ist für die ganze Familie eine belastende Zeit. Viele Kinder versuchen, einen Beitrag zur Entlastung zu leisten, indem sie sich von ihrer stärksten Seite zeigen. Sorgen und Ängste werden nicht angesprochen, um Sie als Eltern nicht noch zusätzlich zu belasten. Auch wenn Ihre Kinder nach außen stabil und gefasst wirken, ist es wichtig, sie immer zu ermuntern, Fragen zu stellen. Fragen Sie auch selbst nach, wie es ihnen geht, wie sie sich fühlen.

Allgemeine Unterstützungsmöglichkeiten

Neben der vielfach erwähnten Ehrlichkeit ist es auch hilfreich, wenn der Alltag der Kinder trotz der Erkrankung des Elternteils weitgehend gleich bleibt. Dies trägt zur Stabilisierung bei. Konkret heißt das: Behalten Sie, wenn möglich, gemeinsame Essenszeiten bei, bei kleineren Kindern die Zu-Bett-Geh-Rituale. Auch Geburtstagsfeiern, das übliche Begehen der Feiertage wie Weihnachten und Silvester sollten Sie beibehalten. Eventuell können Sie sich dazu Hilfe von Familienmitgliedern oder Freunden holen. Schul- oder Sportfeste, zu denen Sie Ihr Kind vor der Erkrankung begleitet haben, sollten Sie auch weiterhin wahrnehmen, wenn Ihr Gesundheitszustand dies zulässt. Ist dies nicht möglich, können vielleicht der gesunde Elternteil oder andere Familienmitglieder helfen.

Unterstützungsmöglichkeiten außerhalb der Familie

Möglicherweise spielt Ihr Kind im Kindergarten auffallend oft »Krankenhaus« und verhält sich anders als sonst. Bei Schulkindern kann es vorkommen, dass sie abwesend wirken, aus dem Fenster schauen oder stören, anstatt dem Unterricht zu folgen. »Seit Mama Krebs hat, muss ich immer an sie denken, ich mache mir solche Sorgen, in der Schule bekomme ich gar nichts mehr mit«. Es ist deshalb ratsam, bei Kindergartenkindern die Erzieher und bei Schulkindern die Lehrer über die Situation in der Familie zu informieren. So kann das veränderte Verhalten richtig eingeordnet werden und Sie erhalten eine Rückmeldung über das Verhalten Ihres Kindes außerhalb der Familie. Einige Pädagogen möchten die Kinder unterstützen, indem sie Krebs innerhalb des Unterrichtes thematisieren oder betroffenen Kindern eine Art Sonderrolle zugestehen. Dies wird von den Kindern oft als eher unangenehm empfunden, da sie die Schule als eine Art Rückzugsort betrachten; eine Sonderrolle wird eher als peinlich empfunden. »Das war total blöd, seit mein Klassenlehrer wusste, dass Mama Krebs hat, hat der mich immer mit Handschlag begrüßt und mich gefragt, wie es mir geht. Mir war das voll peinlich.« Kinder wollen einfach so behandelt werden wie alle anderen auch und nicht aus der Gruppe herausstechen. Besprechen Sie bitte mit den entsprechenden Lehrern, dass es nicht zu einer Sonderbehandlung vor der Klasse kommt. Selbstverständlich sollte Ihr Kind wissen, dass Sie mit den Lehrern gesprochen haben. Manchmal ist es auch ausreichend, mit dem Klassenlehrer zu sprechen, der dann die Kollegen informieren kann. Auch Fußballtrainer oder Reit-, Nachhilfelehrer oder ähnliche Personen aus dem Umfeld sollten Sie kurz informieren, wobei es nicht notwendig ist, Details zu beschreiben.

Alleinerziehende

Erkrankt ein alleinerziehender Elternteil, ist diese Situation sowohl für Kinder als auch für den betroffenen Elternteil enorm belastend. Ihr Kind mag sich fragen: »Was wird aus mir, wenn Mama ins Krankenhaus muss? Wer ist dann bei mir? Wohin kann ich gehen? Wer wird sich um mich kümmern?« Für Alleinerziehende ist es wichtig, frühzeitig eine Art Versorgungsnetz aufzubauen und zu überlegen, welche zuverlässigen Betreuungspersonen mit hinzugezogen werden könnten. Leben die Eltern getrennt, sollte der andere Elternteil über die Situation informiert sein; es sollte besprochen werden, in welchem Ausmaß Aufgaben im Alltag des Kindes übernommen werden können. Es gibt Situationen, in denen dies nicht möglich ist. Hier muss überlegt werden, wer aus der erweiterten Familie zur Verfügung stehen könnte. Das können Großmutter oder -vater, Tante oder nahestehende Freunde sein. Die Betreuungspersonen sollten nicht allzu häufig wechseln.

Eine weitere Möglichkeit wäre die Einbeziehung einer Familienhelferin oder auch einer Kurzzeitpflegefamilie, die über das Jugendamt vermittelt werden kann. Eine frühzeitige Regelung ist wünschenswert, damit im Krisenfall, wie beispielsweise einer Krankenhauseinweisung, entsprechende Unterstützung kurzfristig abgerufen werden kann. Auch für Ihr Kind ist es beruhigend zu wissen, wohin es im Notfall gehen kann und wer sich um es kümmern wird.

In einer Situation, in der keine Aussicht auf Heilung mehr besteht und in der es keinen anderen Elternteil gibt, der das Sorgerecht übernehmen kann, ist es wichtig, entsprechende Vereinbarungen mit dem zuständigen Jugendamt zu treffen. Aus rechtlichen Gründen muss dies schriftlich niedergelegt werden. Mündliche Vereinbarungen über die Betreuung des Kindes nach dem Tod des Elternteils haben nur selten Gültigkeit.

Das Fortschreiten der Erkrankung

Viele Kinder erleben den Rückfall der Erkrankung (das Rezidiv) belastender als die erstmalige Erkrankung. Möglicherweise, weil sich die größte Angst, nämlich das Fortschreiten der Erkrankung, bewahrheitet hat. Dies ist für beide Seiten eine sehr schwierige Situation. Große Hoffnungen, die in die Ersttherapie gesetzt wurden, sind nun enttäuscht worden. Aber auch in dieser Situation sollten Sie Ihren Kindern die Wahrheit sagen. Möglicherweise besteht trotz eines Rückfalls immer noch die Möglichkeit einer Heilung. Sie könnten dann beispielsweise zu Ihren Kindern sagen: »Obwohl der Krebs wieder da ist, glauben die Ärzte, dass es immer noch die Möglichkeit gibt, dass ich gesund werde«. Schreitet die Erkrankung fort und gibt es keine Aussicht auf Heilung mehr, sollte auch das den Kindern vermittelt werden. Eine Gesprächseinleitung könnte sein: »Du weißt doch, dass ich bei Untersuchungen war. Leider hat sich gezeigt, dass der Krebs wieder da ist«. In dieser Situation ist die Antwort auf die Frage »Wirst du jetzt sterben?« besonders schwierig und belastend. Wie schon oben erwähnt, gibt es hier keine allgemein gültige Empfehlung. Wie lange die Lebenszeit noch andauern wird, kann niemand genau beantworten. Eine mögliche Antwort auf die Frage könnte sein: »Ich mache jetzt eine Therapie, damit es mir noch lange gut geht«, oder: »Die Ärzte helfen mir, damit es mir noch lange gut geht«. Auch wenn es für die Eltern selbst sehr schwierig ist, mit dieser Situation zurecht zu kommen und dies auch noch den Kindern vermitteln zu müssen, sollten Sie nicht zu Notlügen greifen wie: »Mach dir keine Sorgen, das wird schon wieder«. Es könnte den Kindern die Möglichkeit rauben, sich auf die Situation einzustellen, und belastet das Vertrauensverhältnis zu den Eltern. Kinder endgültig verlassen zu müssen, ist schwer vorstellbar und mit extremer Traurigkeit verbunden. Für manche Eltern ist es hilfreich, den Kindern etwas ganz Persönliches zu hinterlassen wie Briefe, Tonaufzeichnungen, Bilder oder Fotoalben. Einige Eltern basteln sogenannte »Schatzkisten« für ihre Kinder, in denen Erinnerungsstücke gesammelt werden, die die Kinder nach dem Versterben des Elternteils immer wieder betrachten und in die Hand nehmen können.

Versterben des Elternteils

Ist abzusehen, dass der Tod eines Elternteils in absehbarer Zeit, also im Zeitrahmen von Tagen, zu erwarten ist, sollten Kinder darauf vorbereitet werden. Dies gehört wohl zu den schwersten Aufgaben von Eltern. Es ist aber für Kinder wichtig und hilft bei der Bewältigung des Unfassbaren. Kinder entwickeln erst ab dem Alter von etwa sechs Jahren eine konkrete Vorstellung davon, was Tod bedeutet und dass es ein endgültiges Ereignis ist. Jüngeren Kindern sollte erklärt werden, was »tot sein« bedeutet. Erklärungen wie »schlafen gegangen« sollten Sie vermeiden. Es könnte beim Kind Ängste auslösen, selbst nicht mehr aufzuwachen, wenn es abends schlafen geht. Eine mögliche Gesprächseinleitung könnte sein: »Ich habe keine gute Nachrichten, ich muss dir etwas Trauriges sagen: Papa wird bald sterben. Die Krankheit konnte nicht mehr behandelt werden.« Wenn das Kind nichts dazu sagt, können Sie vermutete Gefühle ansprechen: »Du bist jetzt bestimmt sehr traurig? Hast du Angst?« Lassen Sie dem Kind Raum für Fragen und Gefühle. Fragen Sie, ob das Kind den kranken Vater oder Mutter sehen möchte. Falls Vater oder Mutter im Krankenhaus liegen, bereiten Sie das Kind auf die Umstände vor, also eventuelle Infusionen, Sauerstoffgerät oder dass der Elternteil nicht mehr ansprechbar ist. Gerade mit älteren Kinder sollten Sie besprechen, ob sie beim Versterben dabei sein wollen und ob man sie aus der Schule holen soll, wenn der Eintritt des Todes direkt bevorsteht. Einige Kinder wollen den versterbenden Elternteil nicht mehr besuchen, auch das sollte respektiert werden. Der Besuch der Beerdigung ist wichtig für eine Bewältigung der Trauer. Kinder sollten daher nicht ausgeschlossen werden, um sie zu schonen.

Anlaufstellen

Inzwischen gibt es vermehrt Einrichtungen für Kinder krebskranker Eltern. Dort können Sie sich als Eltern beraten lassen und für Ihre

Kinder gibt es spezielle Unterstützungsangebote. Dort erfahren Sie auch, ob es ein solches Angebot bei Ihnen vor Ort gibt.[44]

Anmerkungen

1 Zur besseren Lesbarkeit wird im Folgenden nur die männliche Form verwendet.
2 http://www.krebsgesellschaft.de/wub_llkurz_2008,78263.html
3 http://www.krebsgesellschaft.de/wub_zertifizierte_zentren_uebersicht,77511.html
4 www.weisse-liste.de
5 www.bmg.bund.de
6 www.bmg.bund.de/praevention/patientenrechte/patientenrechtegesetz.html
7 Haus der Selbsthilfe, Bonn, www.hksh-bonn.de
8 siehe www.dkfz-heidelberg.de
9 siehe Kübler-Ross 2001
10 Adressen finden Sie unter: www.krebshilfe.de/wir-helfen/adressen/familiaerer-krebs.html
11 siehe Herschbach et al. 1985
12 siehe Herschbach 2002
13 siehe Herschbach 2005, Waadt et al. 2011
14 siehe Waadt et al. 2011
15 adaptiert nach Roth 2007, Roth & Massie, 2007, aus: Anja Mehnert, Mit Krebs leben lernen, 1. Auflage, S. 55 © 2010 W. Kohlhammer GmbH Stuttgart
16 siehe Mehnert 2010
17 www.deutsche-fatigue-gesellschaft.de
18 Zu erreichen unter: 0221/9311596
19 www.krebshilfe.de
20 www.dkms-life.de
21 www.recoveryoursmile.org
22 www.krebsinformationsdienst.de
23 Siehe Psychosoziale Unterstützung für Menschen mit Krebs – ein Wegweiser der Deutschen ILCO e. V.; http://www.hksh-bonn.de
24 In Anlehnung an Piontek 2009
25 www.wbpsychotherapie.de
26 www.krebsinformationsdienst.de/wegweiser/adressen/krebsberatungsstellen.php
27 www.krebshilfe.de
28 www.krebsinformationsdienst.de/wegweiser/adressen/psychoonkologen.php
29 www.dapo-ev.de
30 Bundespsychotherapeutenkammer 2011, www.bptk.de
31 www.bptk.de/fileadmin/user_upload/Patienten/Druckerzeugnisse/BPtK-Broschuere_Wege_zur_Psychotherapie.pdf
32 Siehe auch De Vries et al. 2011
33 Weis et al 2006
34 Revenstorf, Zeyer 2011
35 Zitiert nach Achterberg 1994
36 Kast et al. 2003, S. 13

37 Reddemann 2001
38 Zimmermann et al. 2012
39 Bodenmann 2004
40 Bodenmann, Cina 1999
41 Zimmermann, Stöhner 2012
42 Manne, Badr 2008
43 Heinrichs, Zimmermann 2008, Zimmermann, Heinrichs 2008
44 http://www.dapo-ev.de/index.php?id=10 unter dem Stichwort Adressen der IG Kinder krebskranker Eltern

Literaturhinweise und hilfreiche Adressen

zu Kapitel 1

Broschüre der Deutschen Krebshilfe, die blauen Ratgeber, Nr. 43: Patienten und Ärzte als Partner, Bonn 2012.

Geisler, L.: Arzt- und Patient. Begegnung im Gespräch, Frankfurt a. M. 2002.

www.krebshilfe.de/material-fuer-betroffene.html

www.bundesgesundheitsministerium.de/fileadmin/dateien/Publikationen/ Praevention/Broschueren/Broschuere_Nationaler_Krebsplan_Handlungs- felder_Ziele_und_Umsetzungsempfehlungen.pdf

www.bmg.bund.de/fileadmin/dateien/Downloads/N/Nationaler_Krebsplan/ Ziel_12a_b_13_Kommunikative_Kompetenz_der_Leistungserbringer_ Staerkung_der_Patientenkompetenz_Partizipative_Entscheidungsfin- dung.pdf

zu Kapitel 5

Borasio, G. D.: Über das Sterben. München 2013.

Harrison, J. D., Young, J. M., Price, M. A., Butow, P. N., Solomon, M. J.: *What are the unmet supportive care needs of people with cancer? A systematic review,* Social Support Cancer 2009, 17, 1117–1128.

Herschbach, P., Rosbund, A.-M., Brengelmann, J. C.: *Psychosoziale Belastungen und Bewältigungsstrategien bei Brust- und Genitalkrebspatientinnen,* Onkolo- gie 8, 1985, 219–231.

Herschbach, P.: *Das »Zufriedenheitsparadox« in der Lebensqualitätsforschung – wovon hängt unser Wohlbefinden ab?,* Psychotherapie, Psychosomatik, Me- dizinische Psychologie 52, 2002, 141–150.

Kübler-Ross, E.: Interviews mit Sterbenden, München 2001.

www.krebsinformationsdienst.de/grundlagen/krebsstatistiken.php

zu Kapitel 6

Herschbach, P., Berg, P., Dankert, A., Duran, G., Engst-Hastreiter, U., Waadt, S., Keller, M. & Henrich, G.: *Fear of Progression in Diabetes Mellitus, Cancer and Chronic Arthritis – Psychometric Properties of the Fear of Progression Questionnaire (FoP-Q),* Journal of Psychosomatic Research 2005, 588, 505–511.

Waadt, S., Duran, G., Berg, P. & Herschbach, P.: Progredienzangst – Manual zur Behandlung von Zukunftsängsten bei chronisch Kranken, Stuttgart, New York 2011.

zu Kapitel 7

Beesdo-Baum, K., Wittchen, H.-U.: Depressive Störungen: Major Depression und Dysthymie. In: H.-U. Wittchen und J. Hoyer (Hrsg.): Klinische Psy- chologie & Psychotherapie Berlin 2011, S. 879–914..

Buckman, R.: Cancer is a word, not a sentence. London 2007.

Mehnert, A.: Mit Krebs leben lernen – mit psychischen Belastungen umgehen. Ein Ratgeber zur Bewältigung psychischer Belastungen. Stuttgart 2010.

Roth, A.: *Treatment of Anxiety in Cancer,* Presentation, Dept. Psychiatry and Behavioral Sciences, MSKCC, New York 2007.

Roth, A. J., Massie, M. J.: *Anxiety and its management in advanced cancer*, Curr. Opin. Support Palliat Care, 1(1):50–6. Review, 2007.

zu Kapitel 9
Broschüre der Deutschen Krebshilfe, die blauen Ratgeber, Nr. 50: Schmerzen bei Krebs, Bonn 2013.

zu Kapitel 12
Piontek, R.: Mut zur Veränderung – Methoden und Möglichkeiten der Psychotherapie, Köln 2009.

zu Kapitel 14
de Vries, U., Reif, K., Petermann, F., Görres, S.: Fatigue individuell bewältigen (FIBS), Bern 2011.
Weis, J., Heckl, U., Brocai, D., Seuthe-Witz, S.: Psychoedukation mit Krebspatienten. Therapiemanual für eine strukturierte Gruppenintervention, Stuttgart 2006.

zu Kapitel 15
Geuenich, K.: Akzeptanz in der Psychoonkologie. Stuttgart 2012.
Reinecker, H.: Verhaltenstherapie mit Erwachsenen: 20 Merkblätter für Betroffene und Angehörige. Göttingen 2006.
Revenstorf, D., Zeyer, R.: Hypnose lernen: Anleitungen zur Selbsthypnose für mehr Leistung und weniger Stress (10. Aufl.). Heidelberg 2011.

zu Kapitel 17
Achterberg, J.: Gedanken heilen, Reinbek 1994.
Beitel, E.: Bochumer Gesundheitstraining – ein ganzheitliches Übungsprogramm, Dortmund 1999.
Broad, W. J.: The science of Yoga. Was es verspricht – und was es kann. Freiburg 2013.
Huber, M.: Der innere Garten: Ein achtsamer Weg zur persönlichen Veränderung, Paderborn 2005.
Kast, V.: Imagination als Raum der Freiheit, Dialog zwischen Ich und Unbewusstem, Olten 2003.
Kast, V., Imagination – Zugänge zu inneren Ressourcen finden, Patmos 2012.
Koemade-Lutz, M. u. a.: Evaluation der Wirksamkeit von ambulanten Körperpsychotherapien – EWAK, Psychotherapie, Psychosomatik, Medizinische Psychologie, Thieme Stuttgart, New York 2006, e6-e19.
Reddemann, L.: Imagination als heilsame Kraft, Zur Behandlung von Traumafolgen mit ressourcenorientierten Verfahren, Stuttgart 2001 (es gibt auch eine CD mit demselben Titel mit Übungen).

Zu Kapitel 19
Bodenmann, G.: Verhaltenstherapie mit Paaren. Bern 2004.
Bodenmann, G., Cina, A.: Der Einfluss von Stress, individueller Belastungsbewältigung und dyadischem Coping auf die Partnerschaftsstabilität: Eine 4-Jahres-Längsschnittstudie, Zeitschrift für Klinische Psychologie, 1999, 28, 130–139.

Heinrichs, N., Zimmermann, T.: Bewältigung einer gynäkologischen Krebserkrankung in der Partnerschaft: Ein psycho-onkologisches Behandlungsprogramm für Paare, Göttingen: 2008.

Manne, S., Badr, H.: Intimacy and relationship processes in couples' psychosocial adaptation to cancer, Cancer Supplement, 2008, 112(11), 2541–2555.

Zimmermann, T., Heinrichs, N. (2008). »Seite an Seite« – eine gynäkologische Krebserkrankung in der Partnerschaft gemeinsam bewältigen – Ein Ratgeber für Paare. Göttingen: Hogrefe.

Zimmermann, T., Alsleben, M., Heinrichs, N.: Progredienzangst gesunder Lebenspartner von chronisch erkrankten Patienten, Psychotherapie, Psychosomatik, Medizinische Psychologie, 2012, 62, 1–8.

Zimmermann, T., Stöhner, F.: Einflussfaktoren auf die Posttraumatische Reifung nach einer Krebserkrankung, Verhaltenstherapie & Verhaltensmedizin, 2012, 33(1), 20–34.

Zu Kapitel 20

Heinemann C., Reinert, E.: Kinder krebskranker Eltern, Kohlhammer 2011.